Christian Zaschke
Tanz den Fango mit mir

Christian Zaschke ist Mitte dreißig, als er eines Tages feststellt, dass sich zwei seiner bis dahin wenig beachteten Bandscheiben definitiv nicht mehr da befinden, wo sie hingehören. Klingt nicht besonders witzig, und achtzig Prozent der Deutschen sind mit dem Phänomen mehr oder weniger vertraut, weil sie mindestens einmal im Leben an starken Rückenschmerzen leiden. Besonders witzig wird es dann aber doch, wenn man wie Zaschke auf eine nicht repräsentative Auswahl dieser achtzig Prozent trifft, die in einer Reha-Klinik in Bad Aibenhausen versucht, die Sache wieder in den Griff zu bekommen. Er erzählt von seiner absurden Reise durch eine ganz eigene Welt – eine unverschämt lustige Geschichte, auch wenn sie nicht den Schmerz verschweigt, den zwei Bandscheibenvorfälle bedeuten. Zaschke begegnet seltsamen Ärzten, skurrilen Patienten, schweigsamen Masseuren, einem einarmigen Banditen und erstaunlich vielen Menschen voller Lebenslust und Humor, die ihn auf seiner Tour de Force auf dem Weg zur Genesung begleiten. Wenn man dieses Buch liest, wünscht man sich fast, es auch mal so richtig am Rücken zu haben. Aber das dann doch nur fast.

Christian Zaschke

Tanz den Fango mit mir

Die Geschichte meines Rückens

Goldmann Verlag

Prolog

Ich sollte wohl noch schnell ein, zwei Worte über mich selbst verlieren, bevor die Reise losgeht: Ich bin, da ich dies schreibe, 36 Jahre alt, ich bin 1,86 Meter groß, wiege 84 Kilogramm und habe eher breite Schultern. Ich bin ein sportlicher Typ, ich habe Zähne, von denen der Zahnarzt sagt, ich würde sie noch mit 80 im Mund tragen, ich habe mir noch nie einen Knochen gebrochen. Ich fahre sehr viel mit dem Fahrrad und – das werden Sie jetzt nicht glauben – nehme dabei Rücksicht auf Fußgänger. Ich wohne im fünften Stock ohne Aufzug und steige die Treppen mit einem Lächeln hinauf, und obwohl ich ein Fußballer mit, sagen wir, bescheidenen Mitteln bin, gelang es mir, im Ausland den Ruf der deutschen Innenverteidiger zu wahren und sogar zu mehren. Nicht zuletzt gehöre ich zu den weltbesten Taktikern des Spiels Kniffel, und normalerweise bin ich nicht so ein Angeber wie gerade jetzt.

Hat alles nichts genützt: Es hat mich trotzdem erwischt. Am Rücken.

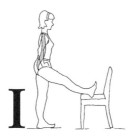

I
Bitte nehmen Sie kurz Platz

1 Links neben der automatischen Tür, die sich munter öffnete und schloss, als wolle sie sagen: Na los doch, komm schon rein, links daneben also hing ein Schild, sorgfältig beschrieben in einer Handschrift mit etwas zu vielen Schnörkeln: »Bitte haben Sie Verständnis dafür, dass das Rauchen vor der Tür nicht gestattet ist.« Vor der Tür. Ich hatte kein Verständnis, aber ich hatte einen Termin. Zwischen elf Uhr und ein Uhr sollte ich mich in Haus C einfinden, um meinen Reha-Aufenthalt in der Aibfeld-Klinik in Bad Aibenhausen anzutreten.

Ich war mit dem Wagen gekommen, erst über die Autobahn, dann über Landstraßen und schließlich über die kleinen, kurvigen Straßen, auf denen man jedes andere Auto grüßen will, weil so selten eins kommt. Ich hatte versucht, auf die Landschaft zu achten, dann aber meistens nachgedacht, denn meine Fahrt war begleitet von einer leisen Sorge: Man hatte mich nicht operiert, und ich hatte schon im Krankenhaus gemerkt, dass ich damit nicht richtig dazugehörte. Da führte man auf dem Balkon, auf dem sich alle einfanden, die einigermaßen gehen konnten, ein anregendes Gespräch über dies und das (also zum Beispiel über die Vorzüge des Bandscheibenvorfalls an der Lendenwirbelsäule gegenüber dem an der Halswirbelsäule), und plötzlich fragte das Gegenüber jovial: »Und, wie lange ist die OP schon her?« Niemand sagt übrigens Operation, wer Operation sagt, wirkt in solchen Gesprächen wie ein Halma-Spieler im Schachklub. »Ich bin nicht operiert worden«, sagte ich dann stets wahrheitsgemäß, und jedes Mal war die Antwort: »Oh.« Es war die Art von »Oh«, die sagt: Nicht operiert – wie können Sie da einfach so mitreden? Es war, als hätten wir über Fußball gesprochen, und nach einer Weile sagte mein Gegenüber: »Oh, Sie meinen Frauenfußball?«

Daher halte ich fest: Ich war den weiten Weg gefahren, bis nach Bad Aibenhausen, ohne vorher operiert worden zu sein. Wenn Sie nun also das Buch mit einem leisen »Oh« weglegen wollen – bitte. Ich kann dazu nur sagen, dass die Nicht-Operierten oft den besseren Überblick in Rückenfragen haben, aber das werde ich später erklären.

Eine Weile habe ich auf die OP-Frage geantwortet: »Noch nicht«, weil ich vielleicht eine leise Ahnung hatte und weil ich glaubte, man würde mich etwas ernster nehmen. Das war noch schlimmer. So erntete ich neben Enttäuschung und Mitleid auch noch Abscheu. »Noch nicht« klang in den Ohren der Operierten nach dem Schuldner, der ewig sagt, er zahle morgen. Ich habe das »noch nicht« wieder eingestellt, und eines kann ich sagen: Ich habe nie gelogen in dieser Angelegenheit, obwohl es mir viel Verachtung eingebracht hat.

Nun wäre noch eine zweite Sache zu klären. Alsdann: Ich bin bei der AOK versichert. Ich bin das, was – laut eines Buches, in dem ein Arzt über Ärzte schreibt – mancher Arzt ein AOK-Schwein nennt (und ich habe einen Arzt erlebt, der mich am liebsten AOK-Drecksarsch-hau-abaus-meiner-Praxis-bist-du-überhaupt-operiert-du-Schwein genannt hätte und mich auch so behandelte). Ich bin, wie ich der Werbung einer privaten Kasse entnommen habe, ein Patient zweiter Klasse.

Warum ich als Nicht-Operierter und AOK-Schwein vor der Tür zu Haus C stand, ist schnell erklärt: der Rücken. Zwei Bandscheibenvorfälle. Ich habe diese vier Worte in wenigen Wochen einige hundertmal wiederholt, und manchmal sagte ich noch L3/4 und L4/5 dazu, was stets ein wissendes Nicken hervorrief. Meistens war es aber so, dass irgendwer, der gerade zuhörte, nachdem ich das »Rü« von Rücken gesagt hatte, rief: »Ich wette L4/5!«

Die automatische Tür öffnete sich ein weiteres Mal, und ich humpelte hinein. Mein Gepäck hatte ich im Wagen gelassen. Es war ein Automatik, und da die Schmerzen vom Rücken aus gerade in das linke Bein zogen, konnte ich einigermaßen fahren. Ich hatte mir vorgestellt, dass vielleicht jemand das Gepäck holen oder mir zumindest damit helfen würde, weil es mir einige Mühe bereitete, irgendetwas zu heben, das schwerer war als ein Taschentuch. Ich durchquerte die Eingangshalle und humpelte entschlossen zur Rezeption – ich gebe zu, dass ich mein Humpeln etwas übertrieb, aber nur damit niemand dachte: Ah, der Neue ist ein Simulant – und stellte mich in die kleine Schlange. Überall sah ich Menschen, die fröhlich an Krücken liefen, heiter ihre Gehwagen schoben, agil in ihren Rollstühlen saßen, und alle strebten einer großen Tür zu, über der in einem geschwungenen Halbkreis zu lesen stand: Speisesaal. Es war halb zwölf Uhr mittags, ich war an der Reihe und sagte: »Guten Tag, ich würde gern – sagen wir – einchecken.« Kleiner Witz, dachte ich. Einchecken, wie im Hotel. »Na«, versetzte die Frau an der Rezeption, die eine Gürtelschnalle von der Größe eines Suppentellers trug, »einchecken ist wohl kaum das richtige Wort.« Sie sagte es tadelnd, als hätte ich sie aufgefordert, diesen ganzen Reha-Quatsch jetzt mal gut sein zu lassen und mit mir in einem Landgasthof in der Nähe etwas essen zu gehen. Ich war angekommen in der Welt der Aibfeld-Klinik. »Wo ist eigentlich Ihr Gepäck?«, fragte die Frau.

Da die Klinik in der größten Parkverbotszone Westeuropas liegt, hatte ich einige Tagesmärsche entfernt geparkt. Erst schob ich einen Gepäckwagen zu meinem Auto, dann lud ich mein Gepäck darauf. Ich fürchtete mich ein wenig vor den mitleidigen Blicken der anderen Patienten, weil ich ungefähr ein Viertel meines Hausstandes mitgebracht hatte. Es war übertrieben viel Gepäck, zugegeben, aber da ich nicht wusste, was auf mich zukommt, hatte ich genügend ziegelsteindicke Bücher mitgenommen, um der Klinik einen hübschen Anbau verpassen zu können, und genügend CDs, um ein exquisites kleines Musikgeschäft einzurichten (vielleicht könnte es »Klinik in Concert« oder ähnlich abscheulich heißen). Und dann brauchte ich ja noch etwas, um die Musik abzuspielen, und zwar so, dass sie nicht klang, als hätte ich sie über einen Toaster verstärkt. Jeder hat so seine Sachen, die ihm wichtig sind.

Mit etwas Mühe konnte ich, wenn ich an meinem turmhoch beladenen Gepäckwagen vorbeispähte, den Weg erkennen, und am Horizont schienen sich die Umrisse der Klinik abzuzeichnen. Ich marschierte los und schob und legte immer wieder eine Pause ein, weil das Ganze wirklich anstrengend war. Ich hatte höllische Schmerzen im linken Bein, und ich merkte, wie mein Körper sich mehr und mehr in Schonhaltung zog, ich also schief stand wie eine Gebirgskiefer.

Dass ich immer und überall auf so viele Menschen traf, die umgehend wussten, woran ich litt, hat einen simplen Grund: 80 Prozent der Deutschen klagen mindestens einmal in ihrem Leben über ernsthafte Rückenschmerzen, wobei ernsthaft meint, dass es weh tut, und zwar richtig. Es erwischt, wie ich feststellen konnte, Menschen aus allen Schichten und allen Berufen, Rückenschmerzen sind da sehr demokratisch. Jedes Jahr werden 30 000 Menschen an der Bandscheibe operiert. Nun muss man wissen, dass rund 90 Prozent der Bandscheibenvorfälle konservativ behandelt werden, also ohne OP. Statistisch betrachtet haben gerade, jetzt in diesem Moment, 30 bis 40 Prozent der Deutschen Rückenschmerzen. Bei Männern sind sie die häufigste Ursache für Arbeitsausfälle. Der volkswirtschaftliche Schaden durch Erkrankungen der Wirbelsäule ist enorm (es fallen dadurch jährlich deutlich mehr als 100 Millionen Krankheitstage an, von Umschulungen und Frühverrentungen ganz zu schweigen), wobei ich gestehen muss, so weit Egoist gewesen zu sein, dass mir der volkswirtschaftliche Aspekt bei meiner Ankunft in Bad Aibenhausen eher egal war. Ich wollte einfach wieder normal gehen können.

Als ich nach einer langen Weile wieder die Nähe der Klinik erreicht hatte, bemerkte ich zwei Dinge: Erstens hatten die anderen Menschen, die gerade ankamen, natürlich mitten im Halteverbot geparkt. Und zweitens schauten sie mich voller Mitleid an. Ihre Blicke sagten eindeutig: Der Arme, wie will der denn mit dem bisschen Gepäck hier überleben?

Die anderen Patienten fuhren jeder mehr Gepäck in die Klinik, als Robert Falcon Scott mit zum Südpol genommen hatte (u.a. 15 mandschurische Ponys). Mir schien es, als würde um mich herum der Inhalt mehrerer Möbelwagen in Richtung Klinik bewegt, und die riesigen Männer, die den Kram schoben und schleppten, waren wohl kaum die Patienten. Egal, ich schob meinen Wagen vorwärts, freute mich, als sich die automatische Tür an der Klinik auch für mich wieder öffnete, bewegte mich zur Rezeption und sagte zu der Frau mit der suppentellergroßen Gürtelschnalle: »Tja, jetzt wird es wohl heute nichts mehr mit dem Essen im Landgasthof, ich bin erschöpft. Aber du hast es ja so gewollt.« Um ehrlich zu sein, sagte ich mit dem bisschen Luft, das ich noch im Körper hatte: »Da bin ich wieder.« Sie blickte kurz auf und sagte: »Das sehe ich. Bitte nehmen Sie kurz Platz. Gleich kommt jemand zu Ihnen.« Ich hatte gelernt, dem Satz »Bitte nehmen Sie kurz Platz« mit einer gewissen Skepsis zu begegnen.

2 Einige Wochen zuvor hatte ich beim Neurologen einmal kurz vier Stunden Platz genommen, und als ich dann aufstand, weil ich schon an der Reihe war, bewegte ich mich so geschmeidig, als hätten mir die erstaunlich zahlreichen Sprechstundenhelferinnen in der Zwischenzeit aus Langeweile heimlich die Wirbelsäule versteift. Ich rostete ein, wenn ich zu lange saß, und ging dann wie Quasimodo, die Nase ungefähr auf Höhe der Tischkante, dabei den Oberkörper nach rechts gebogen. Es sah für Außenstehende ziemlich komisch aus, aber längst nicht so komisch wie mein Gang, wenn beide Bandscheibenvorfälle gleichzeitig ausstrahlten, einer nach links, einer nach rechts. Manchmal taten sie das, als hätten sie sich abgesprochen, sie gaben dann ein Doppelkonzert. Ich ging in solchen Momenten, als hätte mir jemand ziemlich fest ins Gemächt getreten, aber dafür, das war das Gute im Schlechten, beinahe aufrecht.

In der Aibfeld-Klinik kam ich allerdings tatsächlich ziemlich schnell an die Reihe; ein älterer Mann setzte sich zu mir, um meine Daten aufzuschreiben und mir alles zu erklären. Er hatte die Eigenheit, seine Augen alle 0,5 Sekunden auf etwas anderes zu richten, und ich versuchte mit meiner gesammelten Willenskraft, mich davon nicht nervös machen zu lassen, was mir nicht gelang. Es ist ein wenig beunruhigend, wenn jemand seinen Blick auf diese Weise durch die Gegend springen lässt, man hat dann schnell das Gefühl, dass der andere gerade eine Flutwelle erspäht hat, und jetzt noch einen herrenlos heranrasenden Truck und schließlich auch noch diesen riesigen fallenden Blumentopf.

Für 2,50 Euro erstand ich von dem Mann eine Plastikflasche, die ich an den herumstehenden Wasserspendern kostenlos mit Wasser füllen konnte. Außerdem kaufte ich noch eine Karte fürs Telefon und eine Freischaltung für den Fernseher.

Zwei Zivildienstleistende halfen mir anschließend mit dem Gepäck. Das gefiel mir ausnehmend gut, zum einen natürlich, weil ich das Gepäck endlich nicht mehr selbst schleppen musste, zum anderen, weil ich schon lange keine Zivildienstleistenden mehr gesehen hatte (ziemlich genau seit meinem eigenen Zivildienst, bildete ich mir ein). Der eine hatte seine Haare zum Zopf gebunden, der andere sah aus wie mit dem Rasenmäher frisiert und trug eine Nickelbrille.

Als ich selbst Zivildienstleistender war, gefiel es mir immer sehr, dass die Leute mich über Gebühr ernst nahmen und für eine Art Engel hielten, so jung und so hilfsbereit. Ich war ja wirklich sehr jung und trug weiße Kleidung, und mir gefiel zudem der Gedanke, dass die Menschen nicht ahnten, was Zivildienstleistende in ihrer Freizeit tun. Falls

Sie Ihre Zeit bei der Bundeswehr absolviert oder sich mit einem der lächerlich unglaubwürdigen Atteste gedrückt haben (sich also üblicherweise schnell eine Zahnspange haben verschreiben lassen, die noch heute unbenutzt irgendwo in diesem vergessenen Kulturbeutel ganz hinten im Badezimmerschrank liegt), oder falls Sie eine Frau sind, dann wissen Sie natürlich nicht, was Zivildienstleistende in ihrer Freizeit tun, und ich möchte das Thema daher gar nicht weiter vertiefen.

Ich freute mich, dass die Zivis mir halfen, weil ich wusste, in welcher Phase des Lebens sie sich gerade befanden, und es gefiel mir, ein blöde wissendes Lächeln aufzusetzen, während die beiden mein Gepäck in den fünften Stock wuchteten. Fast hätte ich einen frühsenilen Seufzer getan wie der Großvater in der Werbung für Werthers-Echte-Bonbons. Aber dann erinnerte ich mich daran, dass ich ja auch erst 36 Jahre alt war und noch einiges vorhatte im Leben. Außerdem meldete sich mein Bein, in das der Nerv vom Rücken eine Eilsendung Schmerz schickte, als die Beladenen und ich mühselig die Treppe hinaufstiegen.

Du Depp, werden Sie jetzt denken, nimm doch den Aufzug, wenn du nicht gescheit gehen kannst. Schnauze, würde ich durch die zusammengebissenen Zähne pressen, wenn ich nicht so gut erzogen wäre, in Bad Aibenhausen geht der Aufzug nicht bis ganz nach oben. Vierter Stock, kein Problem, da zuckelte der Aufzug noch hin, wenn es sich auch so anfühlte, als würde er von sekündlich bedrohlich müder werdenden Galeerenzivis an Stahlseilen ruckweise nach oben gezogen. Im fünften Stock aber erstreckte sich unter schrägen Wänden eine wundersam aufzugsfreie Gegend. In einer Reha-Klinik, wohlgemerkt. Kann doch nicht sein, denkt nun der kritische Geist, aber da er so kritisch ist, hat er den entscheidenden Hinweis entdeckt: unter schrägen Wänden. Die Chefs der Klinik hatten sich eines Tages gedacht, na, da oben in den Speicher kriegen wir auch noch ein paar Zimmer rein – gedacht, gebaut, und so hatte ich das Privileg, in einem von drei Zimmern der Klinik zu wohnen, die nicht mit dem Aufzug zu erreichen waren.

Ehrlich gesagt, war das für die schleppenden Zivis letztlich schlimmer als für mich, denn da oben kam nie jemand auf Kontrollgang vorbei, was sich als angenehm erweisen sollte. In diesem Moment aber verfluchte ich die Klinik, denn beim Treppensteigen musste ich vorsichtig sein, und in meiner Freude, dass mir die Zivis mit dem Gepäck halfen, war ich unvorsichtig geworden und hatte zwei Stufen auf einmal genommen.

»So«, sagte der Zivi mit Zopf, »da wären wir«, eine Folge von Wörtern, die er vermutlich zehnmal am Tag benutzte. Dann sagte er: »Ich erkläre Ihnen kurz alles«, und nun seufzte ich wirklich. Er hatte mich gesiezt. Schmerzen im Bein, über Treppen fluchen und gesiezt werden – ich wurde alt oder immerhin: älter. Und das Schlimmste war: Abgesehen von all den schönen Erinnerungen an meine Zeit als Zivildienstleistender wäre ich ohne die Hilfe der Zivis, nun ja, wirklich hilflos gewesen. Hilflos wäre ich vielleicht genauso gewesen, wenn ich als 16-Jähriger einen Kreuzbandriss erlitten hätte, aber mit 16 gehört einem die Welt noch, und man ist unsterblich. 20 Jahre und zwei Bandscheibenvorfälle später war diese Zeit der Unsterblichkeit für mich vorbei.

3 Mit dem Auspacken hielt ich mich nicht lange auf, denn es war Zeit fürs Mittagessen. Die Zeiten waren selbstverständlich genauestens festgelegt: 7.00 Uhr bis 9.00 Uhr

Frühstück, 11.30 Uhr bis 13.00 Uhr Mittagessen, 17.30 Uhr bis 18.30 Uhr Abendessen. Für jemanden, der wie ich eher südländische Essgewohnheiten pflegt, also seine Hauptmahlzeit gern später am Abend einnimmt, war das nicht optimal, aber immerhin besser als im Krankenhaus, wo das Abendessen bekanntlich am frühen Nachmittag serviert wird. Vor dem Speisesaal fing mich eine junge Frau ab, und mit jung meine ich: jünger als ich. Denn obwohl ich gerade über mein Alter nachdachte und sogar über die Vergänglichkeit allen Seins, war ich in der Klinik natürlich das, was man als »jungen Mann« bezeichnet. Die junge Frau fragte mich nach meinem Namen, den ich gerne aufsagte, während ich einen Blick in den Speisesaal warf. Es schien eine insgesamt heitere Stimmung zu herrschen, es wurde viel geredet und gestikuliert, hier und da stand ein Bier auf dem Tisch.

»Sucht man sich seinen Platz selber aus?«, fragte ich, weil ich trotz aller Heiterkeit einige Tische ausgemacht hatte, an denen ich ganz sicher nicht sitzen wollte.

»Natürlich nicht«, sagte die junge Frau geschäftig, »bitte warten Sie kurz.«

Ich wartete kurz. Dann wurde ich abgeholt von einem Mann, den ich sofort ins Herz schloss. Er war etwa 1,60 Meter groß, vor sich her trug er eine Bierkugel und auf der Nase eine Lesebrille. Er war knapp 50 Jahre alt, hatte dichtes, schwarzes Haar, und sah, wie ich fand, kroatisch aus. Sein Hemd strahlte in einem unfassbar hässlichen Grün, was ich besonders bemerkenswert fand, da Grün im Grunde eine wirklich schöne Farbe ist. Was musste man dem Grundgrün bloß beimischen, um es so hässlich werden zu lassen? Ich weiß bis heute nicht, was, aber es muss irgendetwas sein, das Gott eher aus Versehen geschaffen hat. Zu dem Hemd trug er eine Krawatte in einem anderen Grüntön, und Hemd und Krawatte passten so wenig zusammen, dass ich dachte: Respekt.

Manchmal stelle ich mir gewisse Situationen gern detailliert vor, in diesem Fall also: Wie der Mann morgens an den Kleiderschrank tritt und sich überlegt, was er heute anziehen könnte. Wie er dann, vielleicht ein Liedchen vor sich hin pfeifend, eines der hässlichsten Hemden der Welt aus dem Schrank nimmt und mit sicherem Griff eine Krawatte wählt, die wirklich kein bisschen dazu passt. Wie gesagt, ich schloss ihn sofort in mein Herz, und einige Tage später verriet er mir, dass er Emil hieß.

»Folgen Sie mir bitte«, sagte Emil und führte mich an einen leeren Vierertisch. Er zeigte auf einen der vier Stühle und sagte: »Das ist Ihr Platz.« Dabei lächelte er wie ein Bote der Lotteriegesellschaft, der an der Haustür klingelt und sagt: »Herr Zaschke? Glückwunsch, Sie haben sechs Richtige und die Superzahl.«

»Danke, vielen Dank«, sagte ich, und dann stellte Emil ein Tischkärtchen an meinen Platz, auf das handschriftlich mein Name geschrieben war. Jetzt hatte ich also einen Platz und gehörte schon ein bisschen dazu.

Als Erstes sah ich mir die anderen Kärtchen an. Ich brachte so in Erfahrung, dass ich mit Klaus, Ernst und Rüdiger am Tisch saß. Hinter Rüdigers Name stand in Klammern der Zusatz »Suppe schneiden«. Verdammt, dachte ich, wie schwer muss es den Mann erwischt haben, dass sie ihm selbst die Suppe schneiden müssen? Ich dachte das wirklich, wenn auch nur kurz, da ich durchaus weiß, dass man Suppe im Allgemeinen nicht schneiden kann. Vielleicht hätte ich früher darauf kommen können, was diese Worte bedeuten, und ich kam natürlich auch irgendwann darauf, aber nun, am Anfang meiner Tage der Einkehr, fand ich keine auch nur im Ansatz befriedigende Lösung.

Ich aß in Ruhe, das Essen war gut, und während der gesamten Zeit ließ sich keiner meiner Tischnachbarn blicken. Suppe schneiden. Die Worte hatten es sich in meinem Kopf gemütlich gemacht, und ich ahnte bereits, dass sie nicht vorhatten, allzu bald wieder zu verschwinden. Für mich klang »Suppe schneiden« wie ein Koan, also wie eines der Rätsel, über die Zen-Buddhisten meditieren, manchmal jahre- oder gar lebenslang. Ein bekanntes Koan ist die Frage: »Was ist das Geräusch einer klatschenden Hand?« Täglich trifft der Mönch seinen Meister und versucht, ihm die Lösung des Koans zu präsentieren. Und immer, fast immer schüttelt der Meister den Kopf. »Suppe schneiden« schien mir der Frage nach dem Geräusch einer klatschenden Hand in nichts nachzustehen. Ich tröstete mich mit dem Gedanken, dass ich ja nicht wie die Mönche nach Erleuchtung suchte, sondern nach einem vergleichsweise profanen Ziel, nach der Abwesenheit von Schmerz.

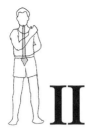

II
Fünf Joghurts, und Chef ließ es ihm durchgehen

1 Nach dem Essen war es Zeit, sich ein wenig umzusehen. Als Erstes machte ich mich auf die Suche nach der Raucherecke, die ich bald fand. Die Raucherecke war ein Verschlag, der an einer Seite ans Haus grenzte und auf der anderen Seite halb offen war – im Sommer vermutlich recht angenehm. Auf zwei Tischen standen vier Aschenbecher voller Kippen herum, und ich stellte fest, dass hier niemand ohne Filter rauchte. Drei Bänke standen um die Tische, auf zweien lagen Keilkissen. Ich hatte auch im Speisesaal einige Stühle mit Keilkissen gesehen, und es kann durchaus sein, dass Keilkissen vom medizinischen Standpunkt aus gesehen eine prima Sache sind. Zum Sitzen sind sie allerdings vollkommen ungeeignet, weil sie unbequem sind und man nach vorne wegrutscht. Das kleine Klinik-Geschäft verkaufte neben vielen mehr oder minder nützlichen Dingen (Obst, Zeitungen, bunte Schnürsenkel) auch Keilkissen zum Preis von 19,90 Euro, und mir gefiel die Vorstellung ganz gut, wie jemand einen Zwanziger dafür hinlegt, es mal so richtig unbequem zu haben.

Ich setzte mich also auf die Bank ohne Keilkissen, drehte mir langsam und sorgfältig eine Zigarette, zündete sie an und pustete den Rauch in die Luft. Es war ruhig, ich war allein, das war gut. Ich wusste noch nicht, dass die Raucherecke bis genau 19.30 Uhr der soziale Mittelpunkt der Klinik war (ab 19.30 Uhr durfte im Bistro geraucht werden) und dass die Chance, hier tagsüber allein zu sitzen, gegen null tendierte.

Nach zwei Zügen öffnete sich die Tür, automatisch, wie alle Türen in der Klinik. Ein junger Mann stand vor mir, und mit jung meine ich: Er war so alt wie ich.

»Grüß dich, ich bin Adnan«, sagte er.

Ich wurde wieder geduzt. Adnan sah so aus, als sei er bereits seit einigen Wochen hier, er trug einen roten Trainingsanzug und bewegte sich mit großer Selbstverständlichkeit durch die Umgebung, die ich noch erkundete. Er setzte sich auf ein Keilkissen und fragte: »Schon lange hier?«

»Gerade angekommen«, sagte ich.

»Was hast du?«, fragte er.

»Der Rü...«, hob ich an, und Adnan unterbrach mich mit einem schnell hingeworfenen: »L4/5, was?« Ich nickte. In der Folge erzählte mir Adnan seine Krankengeschichte, er erwähnte die Namen von Kliniken und Ärzten so beiläufig, als bedürften sie keiner weiteren Erläuterung, so wie man vielleicht Goethe, Konrad Adenauer und von mir aus Boris Becker ohne weitere Erläuterung ins Gespräch streut.

Ich erfuhr, dass er zwei Bandscheibenvorfälle hatte, L3/4 und L4/5, dass sämtliche konservativen Behandlungsversuche gescheitert waren und dass ihm jetzt Professor Irgendwer Implantate reingebaut hatte; dass es ihm insgesamt super gehe, dass er keine Medikamente mehr nehme und sich daher mittags schon mal ein Bier genehmigen könne. Ich hörte mir das alles geduldig an, und als Adnan fertig war, fragte ich: »Ist das hier der einzige Ort in der Klinik, an dem man rauchen kann?«

»Woher soll ich das wissen«, sagte Adnan, »ich bin gerade erst angekommen.« Er stand auf und ging, ich möchte fast sagen, tänzelte durch die Tür, die sich mit einem leisen Surren vor ihm öffnete.

Ich beschloss, weitere Erkundungsgänge auf den späteren Nachmittag zu verschieben, und humpelte in mein Zimmer zurück. Auf dem Kopfkissen fand ich meinen ersten Therapieplan; jeder Patient hat einen, darauf steht, was einem fehlt und wann man sich wo einzufinden hat. Für den Nachmittag war eine Eingangsuntersuchung vorgesehen, ansonsten hatte ich frei, so ist das am ersten Tag. Ich verbrachte die Zeit bis zur Untersuchung damit, meine Koffer auszupacken, was eine Weile dauerte, und die kleine Stereoanlage zu installieren. Dann inspizierte ich das Bett und spielte mit der Fernbedienung herum, was ebenfalls eine Weile dauerte. Man hat nicht alle Tage ein Bett mit Fernbedienung. Da ich immer noch Zeit hatte bis zum Arzttermin, hörte ich einige Lieder von Mario Biondi, einem italienischen Sänger, und so war ich natürlich guter Laune, als ich vor der Tür des Arztzimmers Platz nahm.

Der Arzt verbesserte meine Laune noch einmal. Ich gab ihm umgehend den Namen Dr. Seltsam, obwohl er nicht promoviert war. Was mich an ihm so faszinierte, waren seine Stimmungsumschwünge. Er erklärte mir zum Beispiel ausführlich, wie ich nach dem Aufenthalt in der Reha-Klinik weitermachen könnte, wie ich eines Tages allmählich wieder in den Beruf einsteigen würde, er sprach geduldig und freundlich, die Sonne schien durchs Fenster herein, die Stimmung war entspannt, friedlich und gut.

»Und wann genau, meinen Sie, kann ich dann wieder arbeiten gehen?«, fragte ich.

Plötzlich bewegte sich kein Muskel mehr im Gesicht des Arztes, zwei, drei Sekunden lang, dann sagte er: »Ist mir doch scheißegal, wann Sie wieder arbeiten gehen.« Dann dauerte es noch einmal eine gute Sekunde, und Dr. Seltsam war wieder ruhig, gelassen und freundlich und erklärte mir, wie es weitergehen würde und welche Therapien im Einzelnen für mich vorgesehen waren.

Unerfreulich an dem ausführlichen Gespräch war allein, dass Dr. Seltsam mir sagte, ich solle weiterhin Medikamente nehmen. Und zwar nicht wenige: morgens und abends Voltaren Resinat, also den Wirkstoff Diclofenac, der Entzündungen hemmt und auch Schmerzen lindert. Diclofenac geht ziemlich auf den Magen, deshalb nahm ich morgens noch eine Nexium. Anfangs hatte ich mich nach der Einnahme von Diclofenac immer vollkommen bekifft gefühlt, aber der Effekt war mittlerweile verpufft, woraus ich schloss, dass mein Körper sich an das Zeug gewöhnte. Ein Gedanke, der mir gar nicht gefiel.

Außerdem nahm ich abends immer und sonst nach Bedarf Tramal, ein wirklich starkes Schmerzmittel, und kurz vor dem Schlafengehen noch Tetrazepam, ein Medikament, das die Muskeln entspannen soll. All diese Mittel hatten Beipackzettel, mit denen man, wenn man sie entfaltete, mein Zimmer hätte tapezieren können. Die Nebenwirkungen dieser Pillen sind mindestens beeindruckend, bei Tetrazepam gefiel mir besonders die Passage, in der mit lässiger Beiläufigkeit darauf hingewiesen wird, dass das Medikament abhängig mache, man sich an einige Dinge, die man tue, vielleicht nicht mehr erinnern werde und es überdies Depressionen auslösen könne.

Das war allerdings nichts im Vergleich zu einem Medikament, das ich einige Monate zuvor bekommen hatte, als ich sehr starke Schmerzen hatte. Auf dem Beipackzettel stand, dass zu den natürlich unerwünschten Nebenwirkungen Herzinfarkt und Schlaganfall gehören könnten und dass sich im ungünstigsten Fall die Haut vom Körper löse, was zum Tod führe. Sie werden verstehen, dass ich trotz wirklich großer Schmerzen wenig Lust hatte, dieses Zeug zu schlucken. Ich habe es einmal genommen und anschließend den ganzen Tag auf meine Haut gestarrt und gewartet, ob sich das kleinste Zeichen von Ablösung zeigt.

Der Arzt sagte natürlich: »Ach, ist nicht so schlimm, die müssen das da reinschreiben.«

Ja, dachte ich, und warum müssen die das da reinschreiben? Weil es vielleicht eine staatliche Gesundheits-Verordnung gibt, in der steht: »Und dann, liebe Pharmakonzerne, müssen Sie sich noch ein oder zwei ganz fürchterliche Nebenwirkungen ausdenken und die in möglichst beiläufigem Ton auf dem Beipackzettel unterbringen. Wünschenswert wäre, dass die Patienten beim Lesen ein richtiger Grusel packt, Sie wissen schon: so, dass es kalt wird im Nacken.« Ich glaube, es gibt diese Verordnung nicht, und ich fürchte, das mit den Depressionen, der Amnesie und selbst das mit der Haut steht da, weil es schon vorgekommen ist. Was ich mich allerdings außerdem frage: Wo bekommen die Pharmakonzerne die Schreiber her, die die Abschnitte mit den Nebenwirkungen so lakonisch formulieren, dass sie klingen wie eine Kurzgeschichte von Raymond Carver? In Deutschland schreibt eigentlich nur Judith Hermann wie Raymond Carver, und es wäre nun ein naheliegender Gedanke, dass Judith Hermann all die deutschsprachigen Beipackzettel verfasst. Aber das glaube ich nun auch wieder nicht.

2 Beim Abendessen war erneut keiner meiner Tischnachbarn anwesend. Ich erreichte den Saal um exakt 18.25 Uhr. Da die Essenzeit von 17.30 Uhr bis 18.30 Uhr angegeben war, hatte ich den – wie ich fand – klugen Plan geschmiedet, mir um 18.25 Uhr den Teller vollzuladen, um dann in Ruhe bis kurz nach sieben zu essen. So würde ich immerhin ein wenig näher an meine übliche Abendessenszeit gelangen. Emil lief geschäftig im Speisesaal umher, und mit großer Freude entdeckte ich, dass er seinem Outfit ein weiteres Accessoire hinzugefügt hatte. An Emils Gürtel war in genauer Verlängerung der Mitte des Hinterns ein Handy von der Größe eines Elefantenoberschenkelknochens befestigt. Es wirkte, als habe sich sein Äußeres erst jetzt zu einem Ensemble gefügt. Ich war begeistert.

Viele Stilregeln halte ich für snobistisch, und ich bin der Ansicht, dass jeder nach seinem Geschmack verfahren soll. Ich nehme durchaus wahr, wenn jemand sich mit all diesen Regeln genau auskennt und sie befolgt, aber es stört mich nicht im Geringsten, wenn jemand das nicht tut. Emils Erscheinungsbild aber hatte eine eigene Qualität. Die Kombination aus hässlichem Hemd und fieser Krawatte mit einem so selbstverständlich platzierten Riesenhandy abzurunden – es ist schwer zu erklären; das Ganze gab mir irgendwie ein gutes Gefühl.

Ich lud plangemäß meinen Teller voll, mit Brot, Käse und Tomaten, ich strich mir in Ruhe Butter auf ein Brot und las noch einmal Rüdigers Tischschild mit den Worten »Suppe schneiden«, was mich lächeln ließ, und ich bemerkte, dass recht plötzlich alle anderen Patienten den Speisesaal verließen. Um mich herum machten sich die Frauen – es arbeiteten außer Emil ausschließlich junge Frauen im Speisesaal – ans Werk, sie räumten das Büfett und die Tische ab. Emil ging direkt an meinem Tisch vorbei, es war 18.31 Uhr.

Ich nahm einen Schluck Tee. Morgens gab es Kaffee, mittags gab es Wasser, abends gab es Tee. Andere Getränke konnte man bestellen, musste sie allerdings bezahlen. Emil ging ein zweites Mal direkt an meinem Tisch vorbei, es war 18.32 Uhr.

Ich biss in ein Brot, das ich mit Käse und Tomaten belegt hatte. Emil trat an meinen Tisch, es war immer noch 18.32 Uhr, und er sagte: »So, jetzt haben wir wirklich lange genug gewartet. Würden Sie bitte auch gehen?« Er sagte es freundlich wie ein Wirt, der in der Kneipe eine Stunde nach Schankschluss noch einige Getränke herausgegeben hatte, weil die Stimmung so heiter war, und der jetzt, eine weitere halbe Stunde später, nach Hause und ins Bett gehen wollte.

Ich begriff umgehend, warum Emil zuvor zweimal an meinem Tisch vorbeigegangen war. Er hatte mir damit gesagt: »Ist nicht schlimm, dass du noch da sitzt, ich nehme es nicht so genau, iss noch auf, lass dir Zeit.« Und mit Zeit hatte er gemeint: aber nicht länger als zwei Minuten. Nun hatte ich seine Geduld zu sehr strapaziert und ihn gezwungen, das Wort direkt an mich zu richten. »Natürlich«, sagte ich und nahm im Stehen noch schnell einen Schluck Tee. »Tut mir leid«, murmelte ich beim Hinausgehen, und Emil nickte freundlich, als sagte er: »Ist okay, dieses eine Mal ist es noch okay; aber dass mir das nicht wieder vorkommt.« Noch bevor sich die Tür hinter mir schloss, war mein Tisch abgeräumt.

Ich machte mich auf den Weg zur Raucherecke, drückte auf den Knopf für die automatische Tür und sah elf Augenpaare auf mich gerichtet. »Guten Abend«, sagte ich, was freundlich erwidert wurde. Ich setzte mich auf einen freien Platz auf der Bank ohne Keilkissen und bemerkte, dass ich weiterhin beobachtet wurde. Klar: Ich war neu.

»Neu hier?«, fragte eine Frau, die sich wenig später als Bettina vorstellte.

Ich nickte und sagte: »Ja, heute angekommen.«

Bettina lachte. »Ach, wie süß.« Und als hätte sie etwas überaus Wahres gesagt, nickten alle, Frauen wie Männer. Ich drehte mir langsam und sorgfältig eine Zigarette.

Bettina stellte sich als Bettina vor, und ich lernte auch Gisela kennen, die neben ihr saß, und ich konnte einstweilen nicht feststellen, wer von beiden mehr rauchte, weil es schien, als rauchten beide ohne Unterbrechung. Bettina war blond, norddeutsch und Ende 30; Gisela war klein und Mitte 40, sie hatte rotgefärbte Haare. Beide pflegten neben dem Hobby des Rauchens das Hobby des Redens, was ich sehr angenehm fand. Man konnte in Ruhe dasitzen und zuhören, die Geschichten zogen vorbei, eine nach der anderen, und ich blieb einfach sitzen und hörte weiter zu, obwohl ich längst fertig geraucht hatte. Sie sprachen über eine Diskothek mit Namen »Hühnerstall«, die die einzige Attraktion in Bad Aibenhausen zu sein schien.

Bettina sagte: »Heute haben sie ein Paar Krücken und einen Gehwagen von drüben zurückgebracht, das geht eigentlich.«

Gisela sagte: »Ja, das habe ich auch schon besser erlebt.«

Ich konnte den Zusammenhang erahnen, aber ich musste dennoch fragen, weil ich meiner Ahnung nicht traute.

»Ist doch klar«, sagte Bettina, »das ist ständig so. Morgens bringen die aus dem Hühnerstall die Sachen rüber, die die Patienten abends da vergessen haben.«

Ich stellte mir umgehend eine Abordnung der Maladen und Versehrten vor, die voller Mühe Schritt für Schritt die Reise in Richtung Hühnerstall bewältigt, gestützt auf Krücken und Gehwagen. Eine Expedition. Wir Übrigen winken zum Abschied, weil für uns die Strecke zu weit ist. Und vier Stunden später kommen die Maladen und Versehrten in die Klinik zurückgeschlendert, und einer sagt noch: »Irgendwas habe ich vergessen. Na ja, wird schon nicht so wichtig sein.« Absurd, denken Sie, so etwas steht vielleicht in einer russischen Groteske, aber in Bad Aibenhausen ist es die Wirklichkeit. Einmal, behaupteten Gisela und Bettina, sei sogar ein vergessener Rollstuhl aus dem Hühnerstall zurückgebracht worden. Im Prinzip glaube ich den beiden, aber verbürgen kann ich mich nur für Gehwagen und Krücken, denn das habe ich später selbst gesehen.

3 Ein Bandscheibenvorfall ist wie ein Hund, zumindest, was soziale Kontakte angeht. Wer mit einem Hund rausgeht, findet sich bald in Gespräche mit anderen Hundehaltern verwickelt, die sich um Hunde drehen. Gehen Sie mit einem Bandscheibenvorfall raus – wobei »raus« sich meist beschränkt auf Arztpraxen, Röntgenpraxen, Neurologenpraxen, schließlich Krankenhäuser und Reha-Kliniken –, und bald finden Sie sich in Gespräche verwickelt, die sich um Bandscheibenvorfälle drehen. Sie treffen Neulinge, Routiniers (»Bin schon dreimal operiert. Hat überhaupt nichts gebracht. Wann war Ihre OP?«), und vielleicht treffen Sie Chef.

Ich lernte ihn kennen, als ich nach einer traumlosen Nacht um 6.30 Uhr den Balkon betrat, um die Stille zu genießen. Chef trug den bürgerlichen Vornamen Christian, wogegen aus meiner Sicht wenig einzuwenden war. Es gibt allerdings Menschen, bei denen die Eltern sich die Mühe hätten sparen können, in langen Diskussionen einen irgendwie schönen (Leonard) oder irgendwie passenden (Dieter) Vornamen auszusuchen, weil das Kind später einen anderen Namen verpasst bekommt. Chef war so ein Fall. Ich schätze, dass seine ersten Wörter nicht »Mama«, »Papa« oder »Ball« waren, sondern: »Das stimmt so nicht ganz.« Er hatte nicht nur die Eigenschaft, andere Menschen beständig zu verbessern, er hatte auch das Talent, Menschen um sich zu scharen, die das als angenehm oder hilfreich empfanden. In Bad Aibenhausen hatte Chef es geschafft, den Vorsitz eines Zehner-Tisches zu übernehmen.

»Guten Morgen«, sagte ich, als er aus seiner Balkontür trat.

»So gut ist der Morgen gar nicht«, erwiderte Chef, »neu hier?«

Ich nickte.

»Heute wird es nichts mit dem blauen Himmel«, sagte Chef, während er auf den schwarzen Horizont blickte. »Warum bist du hier?«

Ich schaute ihn an. Wir standen zwei, vielleicht drei Meter voneinander entfernt, der große Balkon im fünften Stock war mit zwei Tauen unterteilt, so dass zu jedem der drei Zimmer ein kleines Territorium gehörte. Er war ungefähr 1,80 Meter groß und gekleidet wie ein professioneller Radfahrer, mit Trikot, Hose, Schuhen, allein der Helm fehlte. Ich wollte mich nicht unterhalten, aber ich konnte nicht widerstehen und fragte: »Flachetappe geplant heute?«

Chef schaute mich an. »Ich hatte gefragt, warum du hier bist«, sagte er.

»Ah«, sagte ich, »der Rücken.«

Chef nickte. »Die Bandscheibe«, diagnostizierte er und riet: »Vorsicht mit der Kälte.«

Chef behielt mich fortan im Auge, er beobachtete meine Fortschritte und erkannte auch genau, wenn es nicht so rund lief. Kam ich in den Speisesaal und lief an seinem

Tisch vorbei, nickte er meistens als Gruß. Manchmal aber rief er auch: »Eben zweimal an den Rücken gefasst. Läuft nicht so gut.« Ich lächelte dann und nickte, was will man sonst tun. Gut, ich hätte kurz zu ihm rübergehen können, um im Detail darüber zu sprechen, warum ich mir an den Rücken gefasst hatte, aber Chef hätte keine Zeit gehabt. An seinem Zehner-Tisch hatte er viel zu tun. Er behielt im Blick, was jeder einzelne seiner Tischgenossen tat, er gab hier einen Ratschlag und tadelte dort, oft warnte er. Ich hätte es gern gesehen, wenn er Andi mal getadelt hätte, weil Andi sich immer, wenn es Joghurt gab, fünf Joghurts nahm und diese in sich hineinlöffelte. Die Joghurts waren natürlich abgezählt, jeder musste auf einem Speiseplan ankreuzen, ob er einen wollte oder nicht, und dass Andi immer fünf nahm, manchmal sechs – es hätte mir egal sein sollen, aber es weckte einen Instinkt in mir, von dem ich nicht weiß, ob es Spießertum oder Gerechtigkeitssinn oder reiner Quatsch war: Ich fand das nicht in Ordnung. Fünf Joghurts, obwohl sie abgezählt waren, und Chef ließ es ihm durchgehen.

An dem Morgen, an dem ich ihn kennenlernte, meinem zweiten Tag in Bad Aibenhausen also, verließ Chef den Balkon wieder, nachdem er alle für ihn relevanten Informationen über mich gesammelt hatte. Ich fragte mich kurz, ob er mich abgepasst hatte, verwarf diesen Gedanken aber wieder. War wohl Zufall, wenn auch, wie ich später lernte, Chef nichts dem Zufall überließ. Allmählich wurde es hell, wunderbar, zwar wurde der Himmel nicht blau, aber das hatte ich ja bereits von Chef erfahren. Es war ein sanftes Licht, das sich auf die Landschaft legte, vermutlich auch auf den schönen kleinen See, von dem ich wusste, dass er da war, den ich aber nicht sehen konnte. Er lag wenige

Zentimeter außerhalb meines Blickfeldes, und vermutlich hatte der Architekt des Gebäudes das genauso geplant. Es gab durchaus Zimmer mit Seeblick in der Aibfeld-Klinik, und ich hatte auch versucht, mir eins zu sichern. Es hätte pro Tag 26 Euro Aufschlag gekostet, das war ziemlich viel, aber ich dachte, ich will das Wasser sehen, und ich will gesund werden; vielleicht hilft der Blick aufs Wasser dabei. Doch meine Reha, die ich als AOK-Patient beantragt hatte, wurde nicht von der Krankenkasse bezahlt, sondern von der BfA, der Bundesversicherungsanstalt für Angestellte. Mit einem Anruf fand ich heraus, dass, wer auf Kosten der BfA in die Reha geht, keine Vorzugsbehandlung bekommt, auch nicht gegen Aufpreis, denn vor der BfA sind alle gleich. Ich hatte die Ungerechtigkeiten des Gesundheitssystems so deutlich zu spüren bekommen, dass mir die Aussicht, an einen Ort zu reisen, an dem alle gleich behandelt werden, gemäß ihrer Beschwerden natürlich, als ein Blick ins Paradies erschien. Die gute BfA. Sie sei gepriesen, dachte ich damals, nachdem ich aufgelegt hatte. Dann dachte ich: Wer wohnt in den Zimmern mit Seeblick? Bleiben die leer?

Später, als ich in Bad Aibenhausen längst so etwas wie heimisch geworden war, fragte ich mich noch, wer eigentlich einen Platz in der Tiefgarage bekommt, von der aus sich die Klinik bequem mit dem Aufzug erreichen ließ. Mir hatte man gesagt, die Garage sei voll. Ernst parkte seinen Chrysler dort. Als wir eines Tages beim Essen darüber sprachen, schaute er mich entgeistert an und sagte mit vollem Mund (es gab Cordon bleu): »Wieso, wo parkst du denn?«

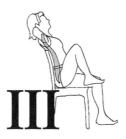

III
Warum gehste nicht einfach zum Arzt?

1 Mein zweiter Tag, mein erster Morgen. Alles ließ sich gut an. Es war eine Tageszeit, an die ich mich erst seit kürzerem wieder gewöhnte. Ich hatte es mir im Laufe der Jahre zu eigen gemacht, immer später aufzustehen, weil ich erst um halb zehn im Büro sein musste. Dazu hatte ich kürzlich in einem Wartezimmer eine interessante Erhebung gelesen. Es gibt ja bisweilen diese Umfragen, die herausfinden wollen, wie die Deutschen nun ganz genau sind. Einer warum auch immer repräsentativen Gruppe werden dazu sehr viele Fragen vorgelegt. Ich glaube, das große Problem all dieser Erhebungen ist, dass die Leute dabei lügen, ja sogar: befreit auflügen. Natürlich haben die Menschen in diesen Umfragen sehr häufig Sex, guten Sex sogar. Natürlich sind die Männer in diesen Umfragen mit einem etwas längeren Glied als der Durchschnitt ausgestattet, und die Frauen hatten erstaunlich wenige Sexualpartner. Der Sex-Teil der Umfragen ist schon deshalb langweilig, weil in diesem Teil ausschließlich gelogen wird. Mir gefallen kleinere Rubriken, zum Beispiel die mit bevorzugten Fernsehsendungen. Die Kulturmagazine der Öffentlich-Rechtlichen müssten den Umfragen gemäß irrsinnige

Einschaltquoten haben. Und ein normaler Frühstücksdialog zwischen Mann und Frau müsste so aussehen:

Frau: »Werner, jetzt liest du schon seit einer halben Stunde das Feuilleton. Ich habe die Politik und die Wirtschaft durch. Lass uns jetzt bitte tauschen.«

Mann: »Ich muss nur noch schnell diese halbseitige Rezension der interessanten Inszenierung des neuen Stücks dieses jungen Dramatikers lesen, weißt schon, der Halbermair, der so authentisch schreibt.«

Frau (listig): »Ach so, ist gut. Dann schnapp ich mir schon mal die neue Ausgabe von ›Theater heute‹, die wir uns noch aufgehoben haben.«

Mann: »Aber die brauche ich gleich für die U-Bahn, das weißt du.«

In Umfragen und Erhebungen interessieren sich die Deutschen sehr für Kultur, sie haben brillanten Sex, sie lesen viel, Bücher und gute Zeitungen, sie sind politisch bestens informiert, und manchmal schauen sie noch ganz schnell und ganz kurz in den Sportteil (man will ja mitreden können).

Prinzipiell bin ich also geneigt, keiner Umfrage zu glauben, und so betrachtete ich auch die erwähnte Erhebung, die ich im Wartezimmer las, mit Misstrauen, denn sie besagte, dass die Deutschen um 6.23 Uhr aufstehen. Ich war vor meinen Bandscheibenvorfällen lange nicht mehr vor halb neun auf der Straße gewesen. Da ich, wie gesagt, südländische Essgewohnheiten pflege, gehe ich auch spät ins Bett, ich liebe die Zeit zwischen zwölf und zwei, wenn es allmählich ruhig wird in der Stadt. 6.23 Uhr, die Zeit erschien mir unwirklich, bis ich all meine Arzttermine frühmorgens absolvieren musste und vor Schmerzen ohnehin nicht schlafen konnte. Ich war dann, gelinde gesagt, erstaunt darüber, was auf den Straßen um sieben Uhr los ist (und auch darüber, wie bemerkenswert schlecht gelaunt die Leute frühmorgens sind). Selbstverständlich hat mein Rücken mein Leben so weit verändert, dass mich die Statistik heute nicht mehr erschüttern kann – ich halte 6.23 Uhr mittlerweile für realistisch. Ich trainiere jetzt morgens, vor der Arbeit, nicht jeden Tag, aber oft. Trotzdem, dies nur nebenbei, esse ich immer noch spät, da hat Emil mich nicht ändern können, so sehr ich ihn mag.

Gegen 7.30 Uhr ging ich zum Frühstück. Ich kam in den Speisesaal und sah sofort, dass Emil heute ein rosafarbenes Hemd trug, in das, wie mir schien, ein grünlicher Hauch eingewebt war; das Hemd hatte ungefähr die Farbe von Lachs, der gerade noch so frisch ist, dass man ihn eigentlich nicht mehr essen will. Mit einem zweiten Blick sah ich, dass jemand an meinem Tisch saß. Nach den Tischkärtchen zu urteilen, musste es Ernst sein. Bevor ich mich am Büfett anstellte, ging ich zum Tisch und stellte mich vor: »Guten Morgen. Ich bin Christian«, sagte ich. In der Raucherecke hatte ich gelernt, dass Patienten einander duzen, zumindest, wenn sie normalversichert sind.

»Guten Morgen«, sagte Ernst, während er ein Käsebrot zerkaute, »ich bin Ernst, Ernst wie das Leben.« Er kaute das Käsebrot fertig, schluckte das meiste davon herunter, und fragte: »Verschlafen?«

Es war die Zeit, in der ich alles in Bad Aibenhausen zum ersten Mal tat. Nun also: mein erstes Frühstück mit Ernst. Er verdrückte Unmengen, er aß wie ein Mann, der von einer Atlantiküberquerung in einem Ruderboot zurückgekehrt war, auf dem deutlich zu wenig Proviant an Bord war und die Passagiere am Ende einander mit einer unheimlichen Gier beäugten (Der Dicke da, wären das nicht genug Schnitzel für alle?). Er aß Käsebrot um Käsebrot, und anhand der über den Tisch verteilten Schüsseln konnte ich feststellen, dass er auch einiges an Müsli, Joghurt, Haferflocken und Früchten verzehrt hatte. »Käse schließt den Magen«, sagte er freundlich, als er meinen Blick bemerkte, wozu ich nickte und meinerseits ein Käsebrot aß.

Ich hatte mir eine Zeitung mitgebracht, aber es erschien mir etwas unhöflich, sie nun zu lesen. So kauten wir an unseren Käsebroten herum, wobei Ernst immer wieder Zeit fand, die jüngeren Frauen sehr freundlich zu grüßen, wenn sie den Speisesaal betraten, und jung bedeutete: alle unter 50. Keine einzige Frau fragte er, ob sie vielleicht verschlafen hätte, obwohl sie alle nach mir in den Speisesaal kamen, und daraus schloss ich, dass Ernst die Ansicht vertrat, Frühaufstehen sei Männersache.

Um acht Uhr musste ich bei der Massage sein, ich hatte also noch ein wenig Zeit. Ich malte mir aus, dass die Masseurin die schönste Frau in Bad Aibenhausen und Umgebung sein würde, die wegen ihrer zarten und doch zupackenden Hände berühmt war. Sie würde sich unwahrscheinlich freuen, dass mal wieder so ein junger Mann vorbeikam, so jung wie sie selbst, und sie würde sagen: »Jetzt werden Sie etwas erleben, was Sie noch nie erlebt haben. Diese Massage wird einen neuen Menschen aus Ihnen machen.« Es wäre überhaupt nichts Sexuelles, es wäre einfach eine unwahrscheinlich gute Massage, und dabei würde die Masseurin mir mit ihrer sehr angenehmen Stimme erzählen, dass sie genau fühlen könnte, wo die Probleme lägen, das bekäme sie in den Griff. Nicht umsonst hätte sie schließlich in China und Indien von den großen Meistern gelernt, und mein Rücken, oh ja, der hätte die besten Anlagen, wieder sehr gesund zu werden. Was für ein Glück ich hätte, bei ihr gelandet zu sein.

»Was liegt jetzt an?«, fragte Ernst, während er geduldig ein weiteres Käsebrot zermalmte.

»Massage«, sagte ich froh, ich war von meiner kleinen Vision so begeistert, von ihrer Detailtreue, dass ich dachte, da muss was dran sein, und manchmal gibt es das ja, dass man in eine Situation gerät, von der man weiß: Das habe ich alles genauso schon einmal gedacht.

»Bei wem?«, fragte Ernst kauend.

»Habe ich nicht nachgesehen«, sagte ich, »irgendwo im Untergeschoss.«

»Sind alle im Untergeschoss«, sagte Ernst, »der Dicke, der Blinde und der Dumme.« Er legte sich Käse auf ein Brot, und ich beschloss, seinen letzten Satz nicht gehört zu haben. Das gelang mir recht gut, zumindest für eine Zeitspanne von immerhin 20 Sekunden. Dann dachte ich: So ein Untergeschoss ist groß, warum soll da neben dem Dicken, dem Blinden und dem Dummen nicht noch Platz für die Schöne sein? Vielleicht hatte Ernst einfach Pech gehabt, und außerdem wirkten da unten noch die Sanfte und die Kluge, die gemeinsam mit der Schönen den Patienten vorbehalten waren, die wirklich was hatten.

Ernst sah jedenfalls putzmunter aus, ich hätte ihn zum Dicken geschickt, dann hätten die beiden sich übers Essen unterhalten können. Wobei Ernst allerdings nicht dick war. Kein bisschen. Er war auch nicht sportlich, was ein Hinweis darauf gewesen wäre, dass er all die Nahrung tatsächlich brauchte, weil er sie verbrannte, aber Ernst war, was seine Körperfülle anging, ein ganz normaler Mann. Vielleicht aß er nur heute so viel, dachte ich, um nicht mehr an die Massage denken zu müssen.

Ernst stand auf, er habe noch was zu erledigen, sagte er nebulös, im Gehen grüßte er quer durch den Raum ein paar Frauen unter 50. Danke, Ernst, dachte ich, wehe, du hast recht. Dann beantrage ich, dass du drei Tage auf Nulldiät gesetzt wirst.

2 Als rund 16 Jahre zuvor mein Freund Frank Katzmeier zum ersten Mal Rückenschmerzen hatte, habe ich ihn ausgelacht. Ich hatte ihn beim Roten Kreuz kennengelernt, ich war Zivi, Katzmeier war da hängengeblieben. Wir trugen einen gar nicht mal so schweren Mann aus dem zweiten Stock runter zum Wagen, um ihn ins Krankenhaus zu fahren, nichts Ernstes, ein Glück. Auf halber Strecke sagte Katzmeier: »Ich kann nicht weiter.« Das war ein bisschen ungünstig, da wir mitten auf der Treppe standen, also lachte ich und sagte: »Geht schon, komm, weiter jetzt.« Aber Katzmeier, den Rücken gekrümmt wie einen Spitzbogen, weil er oben auf der Treppe ging, die sich in immerhin einigermaßen weiten Spiralen nach unten wand, sagte: »Nein.«

Er war festangestellt mittlerweile, ein Profi, und ich fuhr gern mit ihm, weil niemand sonst – außer dem legendären Duo Althoff/Krämer – Wahnsinn und Fachwissen auf so wunderbare Weise in sich vereinte.

Von Althoff hörte man als Zivi damals zum Einstand die Geschichte, wie er nach der Sache am Verteilerkreis zu einem Polizisten sagte: »Entschuldigen Sie bitte, könnten Sie aus dem Hirn meines Patienten treten?« Der Verteilerkreis lag am Ende der Autobahn, und ein Mann hatte auf der Bahn in seinem Jaguar einen Herzinfarkt erlitten, Tempomat eingeschaltet, er war mit 200 km/h in den Kreisel gefahren und hatte noch einen anderen Wagen und einen jungen Mann in einer Telefonzelle mitgenommen. An den denke ich manchmal. Da macht man sich über alles in der Welt Gedanken, und dann steht man am Verteilerkreis in der Telefonzelle, wen ruft man wohl gerade an, und ein Jaguar fliegt heran, Tempomat eingeschaltet, ein Toter am Steuer, vielleicht sieht man ihn noch. Der Polizist musste natürlich kotzen, als Althoff ihn darauf hingewiesen hatte, dass er in Hirn stand.

Krämer hingegen war weithin als Bezirksbefruchter von Köln-Deutz bekannt.

Katzmeier also sagte auf dieser Treppe, er werde jetzt die Trage loslassen, er könne sie nicht mehr halten.

»Frank«, sagte ich. »Mein Rücken«, sagte er. Dann legte er die Trage sorgfältig auf einer Stufe ab, und als sie lag – ich hielt das andere Ende –, verharrte er in seiner Position und schrie. Ich lachte.

Die Frau des Patienten wurde ein wenig unruhig, genaugenommen wurde sie hysterisch, und der Mann auf der Trage sah erst mich fragend an und versuchte dann, seinen Kopf so zu verrenken, dass er Katzmeier ansehen konnte. Der bot einen erstaunlichen und in der Tat sehenswerten Anblick, er sah jetzt aus wie eine Katze, die ihren Rücken hochdrückt, nur miaute er nicht, er gab Klagelaute von sich, die klangen wie eine Jodelpassage in deutscher Volksmusik oder wie Dolly Parton in einer Country-Schnulze, auf jeden Fall nur noch halb menschlich. Dann begann er zu schnaufen, als habe er gerade zwei 400-Meter-Läufe absolviert. »Zaschke«, presste er schließlich hervor, »es geht nicht.«

Hinter ihm kreischte die Frau: »Was soll das heißen, es geht nicht? Mein Mann muss dringend ins Krankenhaus.«

Allmählich begriff ich, dass die ganze Situation vielleicht doch nicht ganz so komisch war, wie ich zunächst gedacht hatte. Man wusste nie bei Katzmeier, es hätte durchaus sein können, dass er die Sache nur spielte, um mal zu sehen, was passiert. Das machte er ganz gern, er veränderte Situationen, indem er die Dinge etwas umarrangierte oder sich seltsam verhielt, weil es ihn interessierte, wie die Menschen reagierten.

Wenn er zum ersten Mal mit jemandem im Einsatz war, begann er zum Beispiel, auf einer geraden Strecke in der Stadt immer schneller zu fahren, erst 60, dann 70, dann 80, ganz allmählich machte er das. Er nannte es das Frosch-Experiment, er hatte es der Geschichte abgeschaut, nach der ein Frosch, den man in Wasser ganz allmählich erhitzt, die steigende Hitze klaglos akzeptiert, bis er kocht und stirbt. Wirft man ihn direkt ins sehr heiße oder gar kochende Wasser, versucht er sofort, wieder herauszuspringen. Manche sagten bereits bei 65, dass Katzmeier jetzt mal wieder ein wenig langsamer fahren könne. Die meisten rutschten ab 70 unruhig auf ihrem Sitz hin und her und sagten nichts, auch bei 80 nicht und bei 90, und Katzmeier musste schon 100 fahren, bis er einen Kommentar bekam. Ich hatte einen schlauen Tag gehabt, als ich mit ihm gefahren war. Bei ungefähr 80 hatte ich ihn gefragt: »Kleiner Test?« Katzmeier sagte so etwas wie »Hm« und beschleunigte weiter. Bei knapp 100 sagte ich, dass hier ungefähr meine Grenze wäre, immer noch recht ruhig, weil man mit 20 noch von dieser unsterblichen Mischung aus Dummheit, Todesmut und Gottvertrauen beseelt wird. Wir fuhren kurz 120, und dann war es auch wieder gut, schneller fuhr der Wagen eh nicht. Überflüssig zu erwähnen, dass Katzmeier die höchste Unfallquote seit Beginn der Aufzeichnungen vorzuweisen hatte, und es ist ein Wunder, dass nie jemandem etwas passierte. Überflüssig wohl auch zu erwähnen, dass nicht alle Sanis oder Rettungsassistenten riefen »Oh hier, nimm mich, bitte, ich zahle sogar ein Duplo dafür«, wenn der Einsatzleiter beim Schreiben des Dienstplans fragte: »Wer fährt die Nachtschicht auf dem Zweier mit Katzmeier?« So erwischte es mal den und mal diesen und nicht selten mich. Ich kannte Katzmeier also bereits recht gut, als er nun da stand und wir uns offenbar in einer Lage befanden, aus der es so recht keinen Ausweg zu geben schien. Außer: Katzmeier hörte auf, diese Klagelaute auszustoßen.

Danach sah es zunächst nicht aus, die Frau wollte die Polizei holen, was ihr Mann ihr von der Trage aus untersagte. »Was ist mit Ihnen?«, fragte er Katzmeier. Der sagte, nein, er stöhnte, als läge er in den Presswehen: »Mir ist es in den Rücken geschossen. Geht gleich wieder.« Der Mann auf der Trage schüttelte den Kopf. Er bedeutete mir, mein Ende gut festzuhalten, dann stand er auf, und die beiden, Mann und Frau, geleiteten Katzmeier zum Rettungswagen. Anschließend half mir der Mann noch mit der Trage. Im Wagen verteilten wir uns dann so: Ich setzte mich hinters Steuer, die anderen drei stiegen hinten ein, wobei der Mann auf der Trage saß, die Frau auf dem kleinen Klappstuhl, und Katzmeier gekrümmt stand und sich festhielt. Losfahren konnten wir noch nicht, da Katzmeier sich irgendwas aus dem Medikamentenschrank fummelte, es auf eine Spritze zog, die er sich selber setzte. Zu Katzmeiers Experimenten gehörten natürlich auch Selbstversuche mit Medikamenten.

Als wir am Krankenhaus ankamen, spazierten die Frau, der Mann und Katzmeier so entspannt aus dem Wagen, als seien sie die Besuchsgruppe, die am alldienstäglichen Infoabend »Das Krankenhaus – Welt des Pflegens und Heilens« inklusive Führung teilnehmen wollte. Wir ließen das mittlerweile gutgelaunte Paar in der Notaufnahme, und Katzmeier verhandelte dann noch eine Weile erfolgreich mit den Schwestern, damit die uns die Medikamentenschublade wieder auffüllten, denn was immer er da genommen hatte – ohne Rezept gab es das nicht.

Es war das erste Mal, dass ich jemanden gesehen hatte, den sein Rücken so quälte, dass er schrie, und natürlich war mir vollkommen klar, dass mir so etwas nicht passieren konnte. Es erwischte mich dann allerdings doch noch während des Zivildienstes, aber nicht nach Katzmeier-Art, sondern ganz allmählich. Bei mir haben die Rückenschmerzen selten den offenen Überfall auf den Körper gewählt, sondern meist das heimtückische Anschleichen.

Ich hatte bereits einige Tage leichte Rückenschmerzen, als ich beschloss, sie zu bemerken. Eine Weile hätte ich sie vielleicht noch ignorieren können, aber sie begannen, lästig zu werden und vor allen Dingen stärker. Ich wachte morgens auf und fühlte mich, als hätte ich am Vorabend aus Versehen beim Gewichtheben der Superschwergewichtler mitgemacht. Ich betrieb in gewisser Weise eine ähnliche Sportart, denn das Patiententragen war nicht immer eine reine Freude. Dazu kommt, dass die schwersten Patienten grundsätzlich im ausgebauten fünften Stock ohne Aufzug wohnen und die Treppenhäuser zum einen so steil wie die Eiger-Nordwand sind und zum anderen so schmal, dass man nur seitlich gehen kann, wenn man nicht zufällig im Nebenberuf magersüchtiges Supermodel ist. Es war also bisweilen eine Herausforderung, einen 130-Kilo-Mann aus seiner Wohnung nach unten zu tragen, da konnte man alle Anleitungen zum richtigen Heben vergessen. Bis heute hege ich den leisen Verdacht, dass bei einer dieser Aktionen die ganze Rücken-Sache angefangen hat.

Jedenfalls bemerkte ich eines Tages, dass ich kontinuierlich Schmerzen hatte, die beim Tragen nicht direkt besser wurden. Ich war längst nicht so weit wie Katzmeier, aber ich bekam eine leise Ahnung davon, was ihm widerfahren war. Selbstverständlich zog ich sofort alle Register, ich verhielt mich, wie man sich in solchen Situationen als aufgeklärter Mann verhält: Ich ging nicht zum Arzt. Ich plante, die Sache abzuwettern, wie ein Segler einen Sturm abwettert: Bug in den Wind, Segel runter, warten. Jeder Sturm geht irgendwann vorbei. In meinem Fall also: weiterhin Schichten annehmen, so tun, als sei nichts, bisweilen leise fluchen. Katzmeier bot an, mir etwas zu spritzen, er habe da schon wieder was Neues entdeckt, einen Medikamenten-Cocktail, der zudem sehr gute Laune mache, aber so weit ging mein Vertrauen nicht. Ich mag Menschen wie Katzmeier sehr gern, weil sie wach im Kopf sind und mindestens ein bisschen irre, das hält einen auch selbst auf Trab. Aber ich weiß, dass ich anders bin als Menschen wie Katzmeier und deshalb meine Grenzen habe. Ich lasse mir lieber von einem Arzt etwas spritzen, das schon erfolgreich an Zehntausenden anderen Patienten ausprobiert wurde. Oder, besser noch: Ich lasse mir gar nichts spritzen (wobei ich zugeben muss, im Laufe meiner Rücken-Karriere ein durchaus freundschaftliches Verhältnis zu Spritzen entwickelt zu haben).

Ich hatte dann eine Woche lang Schicht mit meinem alten Kumpel Gerd Jansen, der jeden Tag sagte: »Warum gehste nicht einfach zum Arzt?« Das ging mir ziemlich auf die Nerven, aber diese Frage sollte in den folgenden Jahren so etwas wie eine Begleitmelodie zu meinen Leben werden, die immer dann gespielt wurde, wenn ich sie gerade vollkommen vergessen hatte. »Warum klopfst du dauernd auf dein Bein?«, fragte zum Beispiel jemand.

Ich bemerkte das schon gar nicht mehr. »Hm«, sagte ich, »ach das. Da zieht es manchmal vom Rücken rein.«

Der nächste Satz lautete unweigerlich: »Warum gehste nicht einfach zum Arzt?«

Nachdem Jansen mir eine Woche lang auf die Nerven gefallen war, ging ich schließlich zum Arzt.

Er hieß Dr. Jenke und war Allgemeinmediziner. Ich hatte mich auf ein großes Hallo eingestellt, weil wir jetzt ja gewissermaßen Kollegen waren, ich der Sanitäter, er der Arzt, aber aus irgendwelchen Gründen sah er das anders. Ich erzählte ihm unter ausführlicher Betonung der Tatsache, dass ich in Kranken- und Rettungswagen unterwegs war, von meinen Rückenschmerzen. Jenke untersuchte ein wenig herum, er könne nichts feststellen, sagte er und sah mich an wie einen Simulanten. Wie einen, der schnell auf Sauftour nach Mallorca alias Malle muss, aber keinen Urlaub bekommen hat. Ich würde, ganz im Ernst, niemals Malle zu Mallorca sagen und erklärte Dr. Jenke, dass ich eigentlich gar nicht zu ihm kommen wollte, aber es nun einmal wehtue, woraufhin er sich erbarmte und mich fünf Tage krankschrieb. Allerdings mit einer Auflage: Ich musste täglich zur Strombehandlung vorbeikommen. Ich war mir ganz sicher, dass er die Strombehandlung allein wegen seines unausgesprochenen Malle-Verdachts verordnet hatte. Vielleicht tue ich ihm Unrecht, aber eine sinnlosere Behandlung habe ich selten erlebt.

Sie ging so: Man kam in der Praxis vorbei und nahm bitte noch kurz Platz. Wenn man dann Spiegel, Stern, Frau im Spiegel, Die Aktuelle und Brigitte mehr oder weniger auswendig gelernt hatte, kam man schon an die Reihe. Eine Helferin setzte einem einige Gummipfropfen auf den Rücken, die sich umgehend festsaugten wie die haltsuchenden Tentakel eines Kraken. Dann surrte eine mit den Pfropfen über Kabel verbundene große Maschine vor sich hin, und tatsächlich floss Strom durch den Rücken. Die

Maschine hatte etwas von den ersten Computern, sie war schrankwandgroß und konnte gemessen an ihrer Größe: nichts.

In meiner fernen Erinnerung geben Menschen mit Bart endlose Zahlenkolonnen in Schrankwände ein, daraufhin beginnen diese ersten Computer eine ratternde Phase des Rechnens, an deren Ende sie bestätigen, dass zwei plus zwei tatsächlich vier ergibt. Die bärtigen Männer schauen dann, als hätten sie gerade die Welt verändert. Lustigerweise haben sie das ja tatsächlich getan, aber das war damals nun wirklich nicht abzusehen, zumindest nicht von Menschen wie mir.

Die Strommaschine steckte im gleichen Entwicklungsstadium, wenn sie – meiner bescheidenen Ansicht nach – auch keine so große Zukunft vor sich zu haben schien. Sie surrte, und wenn sie genug gesurrt hatte, zog mir die Sprechstundenhelferin die Pfropfen ab, die kreisrunde Rötungen auf meinem Rücken hinterließen. Nach fünf Tagen Behandlung hatte ich ein interessantes Muster beisammen, weil die Helferin die Pfropfen im Vergleich zum Vortag immer ein wenig versetzte. Es ging mir dann tatsächlich besser, aber mit dem Strom hatte das rein gar nichts zu tun, glaube ich, sondern damit, dass ich fünf Tage lang keine Menschen getragen hatte.

Das war der Anfang. Später bin ich übrigens immer kleineren Strommaschinen begegnet, und noch immer halte ich sie für ein Placebo. Die letzte Maschine, die ich sah, war so klein, dass man sie in die Jackentasche stecken konnte, und vielleicht täusche ich mich auch, und der Strommaschine ist eine ähnliche Entwicklung beschieden wie dem Computer. Wenn wir irgendwann alle Rückenschmerzen haben, dann tragen wir vielleicht alle so ein kleines Gerät in unseren Jacken- oder Hosentaschen mit uns herum. Dann wären der Computer und die Strommaschine zwei große Erfindungen der Neuzeit, und eine schöne Fußnote dabei wäre, dass die Strommaschine die Rückenschmerzen bekämpft, die wir alle haben, weil wir den ganzen Tag vor dem Computer sitzen. Es war Marion Gräfin Dönhoff, die unermüdlich schrieb, alles hänge mit allem zusammen, aber damit hat sie vermutlich etwas anderes gemeint.

3 Als es mich zum ersten Mal richtig schwer am Rücken erwischte, habe ich die Tragweite dessen, was da gerade mit mir passiert war, gar nicht verstanden. Mittlerweile war ich 25 Jahre alt und studierte in Edinburgh. Eine Laune hatte mich dorthin getrieben, ich hatte nach einer englischsprachigen Stadt mit Hafen gesucht, weil ich mein Englisch verbessern wollte, und mir war nicht klar gewesen, dass ich mein Englisch zwar durchaus verbessern, aber in erster Linie radikal verändern würde. Vielleicht haben Sie mal den Film »Trainspotting« von Danny Boyle gesehen. Er ist recht interessant, aber man sollte ihn sich nicht im Originalton ansehen, wenn man im Begriff ist, zum Studieren nach Schottland zu ziehen: Man bekommt es dann unweigerlich mit der Angst zu tun. Ich hatte immer gedacht, dass mein Englisch ganz okay sei, aber ich verstand in dem Film ziemlich genau nichts von dem, was gesprochen wurde. Ich klaubte mir den Sinn aus den Untertiteln zusammen. Da also fährst du hin, dachte ich, na herzlichen Glückwunsch. Und so war es dann auch, ich verstand zunächst kein Wort, aber wie es so ist mit dem menschlichen Ohr: Es gewöhnt sich an den Klang. Und zum Selbersprechen möchte ich folgendes Rezept anbieten: Sie rollen jedes »r« so stark es geht, ansonsten verschlucken Sie alle

Endungen, und was die Satzmelodie angeht: Versuchen Sie eine Mischung aus Österreich, der Schweiz und Deutschland, aber sprechen Sie ungefähr Englisch. Wenn Sie lange genug geübt haben, kommt dabei die schönste Sprache der Welt heraus, erstaunlich, wenn man die Zutaten ansieht, aber das ist beim Kochen manchmal genauso.

Ich hörte viele Vorlesungen bei einem Mann namens Cairns Craig, und ich schwöre Ihnen, jede, jede, jede ausländische Frau im Saal verliebte sich in ihn, wenn sie ihn zum ersten Mal sagen hörte: French Revolution (sprich ungefähr: Frrreench Rrrrevooljuuschen). Ich bilde mir ein, er sagte es etwas öfter als nötig, aber die Französische Revolution war nun einmal wirklich nicht ganz unwichtig, und so ist meine Vermutung vielleicht eher vom Neid gespeist.

Sprachlich wäre es mir durchaus gelungen, beim Arzt auf mein gar nicht mal kleines Problem am Rücken hinzuweisen – nicht so, dass die Sprechstundenhelferin sich in mich verliebt, aber in einem Englisch, das sie verstanden hätte. Doch wie gesagt, ich hatte keine Ahnung, was da gerade mit mir passiert war, und ich hatte – wie in der Aibfeld-Klinik so viele Jahre später – einen Termin. Allerdings einen an der Uni.

Ich hatte am Vorabend der wichtigen Klausur über die europäische Literatur von 1760 bis 1830 beschlossen, jetzt genug gelernt zu haben, und war Fußball spielen gegangen. Ich bin – und muss wohl sagen: war – ein eher mittelmäßiger bis schlechter Fußballer, aber in Schottland genoss ich höchstes Ansehen. Das lag daran, dass ich ein Innenverteidiger war, der aus Deutschland kam. Höheres Ansehen können Sie als Deutscher in diesem Land kaum erreichen, was wiederum an ausgemachten Tretern, oder, wie die Schotten fanden, Künstlern wie Karl-Heinz Förster

(Ah, Forrrrster), Dietmar Jakobs (Ah, Jäikobs) oder Jürgen Kohler (Oouuh, Kouler) lag, um nur einige wenige zu nennen. Sie liebten deutsche Verteidiger so sehr, dass sie mir einen Platz in ihrer Uni-Mannschaft gaben, in der ich der mit Abstand schlechteste Spieler war, was niemanden störte, im Gegenteil. Als deutscher Verteidiger gilt man in Schottland mehr als ein Mitglied der Königsfamilie. So war zumindest mein Eindruck.

Erwischt hat es mich dann also an jenem Abend auf den großen Wiesen neben der Uni, die The Meadows heißen. Nach einer halben Stunde hatte ich Schmerzen und spielte trotzdem weiter. Ich lief etwas krumm, aber hey, das würde vorbeigehen. Nach einer Stunde lief ich sehr krumm, und die anderen fragten, ob alles okay sei. Ich war der deutsche Verteidiger, ich sagte: Ja, klar. Als das Spiel vorbei war, konnte ich kaum noch laufen, aber immerhin, die Muskeln waren noch warm. Man konnte sich zwingen. Wir gingen in einen Pub und sahen, wie Borussia Dortmund die Champions League gewann, alle gaben mir Getränke aus, da ich der deutsche Verteidiger war und eine deutsche Mannschaft gewonnen hatte. Um ein Uhr lag ich im Bett, und als ich um neun Uhr aufstehen wollte, bemerkte ich, dass es unmöglich war. Aber ich musste ja, die Klausur stand um zwölf Uhr an, und als ich meinen Körper dann zwang, sich aus dem Bett und in die beinahe Senkrechte zu bewegen, sang ich das Lied, das Katzmeier einst auf der Treppe gesungen hatte. Ich wusste: Es geht nicht mehr, irgendetwas in meinem Rücken hatte sich grundlegend verändert.

Da es aber, wie ich fand, gehen musste, schnorrte ich mir von meinen Mitbewohnern eine Sammlung Schmerzmittel zusammen, die ich umgehend einnahm, ohne die Beipackzettel auch nur anzusehen. Meine Mitbewohner räumten ihre Depots bei meinem erbarmungswürdigen Anblick bereitwillig und boten mir sogar Pillen an, von denen ich nicht wusste, dass sie sie lagerten und nahmen. Mitte der Neunzigerjahre schien das studentische Großbritannien Ecstasy mit so großer Selbstverständlichkeit zu sich zu nehmen wie die Großeltern Tee mit Keksen aus Stein. Auch wenn ich davon keinen Gebrauch machte, war ich einigermaßen high, als ich den trotz Medikamenten äußerst schmerzhaften Fußweg zur »Examination Hall« antrat, einem ehrwürdigen Saal, in dem die Klausur geschrieben wurde. An britischen Unis, zumindest an den älteren, werden Prüfungen zelebriert. Man setzt sich nicht wie in Deutschland in den fensterlosen Hörsaal 3, schreibt ein paar Blätter voll und geht wieder. Man schreitet feierlich in einen Saal, froh und stolz, sein großes Wissen endlich mit der Welt teilen zu dürfen, nun ja, so ungefähr immerhin; jedenfalls wird reichlich Tamtam veranstaltet, und an den hohen Wänden stehen die Namen der berühmten Menschen, die hier wirkten und schrieben. Ich erzähle das, um zu verdeutlichen, dass die Prüfung ein würdevoller Vorgang war, tatsächlich eher ein Tag der Freude als ein Tag der Angst. Alle hatten sich ein wenig fein gemacht, und so passte ich nicht recht ins Bild, als ich schwitzend vor Schmerzen feststellte, dass ich mich keinesfalls würde hinsetzen können. Ich stand, wie ich viele Jahre später wieder stehen würde, nach vorn gebeugt und nach rechts verschoben, und ich wusste noch nicht, dass man das Schonhaltung nennt. Ich wich den Schmerzen aus. Es gab allerlei Diskussionen darüber mit den Aufsichtspersonen und schließlich mit dem Prüfungsleiter, ob man mich schwitzend, schnaufend und im Stehen würde mitmachen lassen. Mein Deutscher-Verteidiger-Bonus zog hier nicht ganz, aber man einigte sich schließlich darauf, dass der Ausländer nicht alle Latten am Zaun habe, dass das aber so weit okay sei, wenn er das Schnaufen auf ein erträgliches Maß herunterführe.

Als ich dann die Fragen las, war es, als lese sie in meinem Kopf jemand aus Glasgow vor. So betörend das schottische Englisch sein kann, so verwirrend und schlicht vollkommen unverständlich ist der Glasgower Akzent.

Die Stimme aus Glasgow in meinem Kopf war wohl unbefugt mit den Medikamenten eingereist, und ich fragte einige Male: »Was zum Teufel reden Sie da?« Allmählich bekam ich eine Ahnung von dem, was man von mir wissen wollte. Ich hatte mich so eingerichtet, dass ich – stehend – den linken Arm auf das kleine Pult legte, das linke Bein weit abspreizte und das rechte leicht einknickte. Ich beantwortete einige Fragen – man durfte sich vier oder fünf aus rund 15 aussuchen –, und es schien mir, als hätte ich eine Sonderform des schottischen Englisch entwickelt, mit der man mich in einer Glasgower Bar prima verstanden hätte, und zwar nur dort. Ich jedenfalls verstand kein Wort von dem, was ich schrieb, ich versuchte, so viele Seiten wie möglich zu füllen, während eine neue Stimme in meinem Kopf in tadellosem Hochdeutsch unablässig sagte: »Sie haben sehr große Schmerzen. Ja, wirklich, erstaunlich große Schmerzen haben Sie da, mein Guter.« Nach der Hälfte der Zeit beschloss ich, dass ich nun genug geschrieben hatte, ich steckte die Seiten in einen Umschlag mit dem Wappen der Uni, klebte ihn zu, humpelte nach vorn und gab ihn ab. Dann humpelte ich unter den mitleidigen Blicken der Kommilitonen nach draußen, humpelte nach Hause, nahm noch mehr Schmerzmittel, zu viele, um ehrlich zu sein, legte mich ins Bett und schlief umgehend ein.

Als ich am frühen Abend wieder erwachte, fragte ich

mich, ob das alles nur ein schlechter Traum gewesen war. Meinem Rücken ging es deutlich besser, ich konnte problemlos aufstehen. Meine Mitbewohner versicherten mir allerdings, dass ich tatsächlich aufgebrochen war, um eine Klausur zu schreiben, und ich hatte nicht die leiseste Erinnerung, was ich da wohl geschrieben hatte. Vielleicht wäre es besser gewesen, sie hätten mir die Klausur mit dem Hinweis zurückgegeben: »Wir haben uns köstlich amüsiert. Das war der herrlich unverständlichste Scheiß, den je ein Mensch in der langen Geschichte dieser ehrwürdigen Universität zu Papier gebracht hat. Wie sind Sie auf diese Passage mit den blauen Wildschweinen gekommen, die Tennis spielen? Ausgezeichnet, wirklich ganz ausgezeichnet. Und jetzt, lieber Student der Geisteswissenschaften Zaschke, nehmen Sie Ihre Sachen, und lassen Sie sich hier einstweilen nicht wieder blicken. Warum gehnse nicht einfach zum Arzt?« Aber ich habe bestanden, nicht mit Bravour, aber auch nicht ganz schlecht, und so blieb die Episode einstweilen folgenlos. Es war der erste große Warnschuss meines Rückens, schon damals hätte ich mein Leben ändern müssen. Aber ich habe ihn ignoriert. Am folgenden Wochenende spielte ich bereits wieder Fußball und foulte befreit auf.

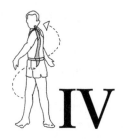

IV

Mein Bett ist ja besetzt

1 Nach meinem Frühstück mit Ernst setzte ich mich um zehn vor acht in die Lobby vor dem Speisesaal, wobei mich die Empfangsdame mit der suppentellergroßen Gürtelschnalle vermutlich dahingehend korrigiert hätte, dass es sich hier sicherlich nicht um eine Lobby handele, sondern um die Haupthalle von Haus C. Ich sah es genau vor mir, wie sie sagte: »Lobby ist wohl kaum das richtige Wort«, und dann sah ich mich über ihren Empfangstresen langen und – ach, das sah ich nicht, ich bin ein friedliebender Mensch. Hieß es halt Haupthalle, Hauptsache, mit der Massage ging alles gut. Ich saß da und schaute den Menschen zu, die erst jetzt, also praktisch fast mittags, zum Frühstück gingen, und mir fiel auf, dass manche Patienten sich ausgesprochen lässig gaben. Sie hielten nämlich ihre Krücken falschherum, also so, dass der Teil des Griffs, der normalerweise von hinten den Arm umfasst, vor dem Arm lag, ihn also von vorn hätte umschließen können, wenn Krücken so gedacht gewesen wären. Waren sie aber nicht. Suppe schneiden, Doktor Seltsam und jetzt das. Ich will nicht übertreiben, aber ganz allmählich beschlich mich das Gefühl, in einer Welt der Wunder gelandet zu sein.

Für den Krückentick gab es nun wirklich überhaupt keinen Grund. Ich habe es selbst ausprobiert, es geht sich kein bisschen besser, wenn man die Krücken falschherum hält, im Gegenteil, die Krücken verlieren das meiste ihrer stützenden Wirkung. Die einzige Erklärung ist also, dass es sich um einen Code handelt, der nur in Reha-Kliniken verstanden wird: Seht her, ich bin lässig, mir geht es gut, ich brauche die Dinger gar nicht, weiß auch nicht, warum ich sie dabeihabe, ups, Mensch, ich hab da ja Krücken, hab ich gar nicht bemerkt. Das Pendant in der Welt draußen sind vermutlich Sonnenbrillen, die im Nacken getragen werden. Ich weiß nicht, ob es diesen Trend noch gibt, aber es gab ihn, und etwas Beknackteres kann man sich kaum ausdenken, oder? Na gut, da wären noch diese tiefsitzenden Hosen, die aussehen, als habe man frisch reingemacht, und zwar das größere Geschäft, aber damit sollte man gerade in einer Reha-Klinik keine Witze machen. Zu den tiefhängenden Hosen gibt es immerhin die Erklärung, dass Schwarze sie aus Solidarität mit den im Knast sitzenden Brüdern tragen, weil es im Knast keine Gürtel gibt und also die Hosen rutschen. Falls hinter dem Krückentick auch so etwas steckt, ist es mir entgangen.

Das Zweite, was sofort auffiel, war, dass die Haupthalle als eine Art Rennbahn diente. Aus den Seitengängen bogen die Patienten gemächlich oder mühselig ein, und viele hielten ihre Krücken richtig herum, weil sie sie tatsächlich brauchten. Aber wenn sie die Halle erreichten, also unter Beobachtung vieler Menschen standen, wollten sie sich keine Blöße geben und legten plötzlich ein strammes Tempo vor, wobei stramm allerdings oft hieß, dass ein gesunder Mensch bequem nebenher gehen und sich nach jedem zweiten Schritt die Schuhe binden konnte. Ich gehörte, was Tempo angeht, zum Mittelfeld in der Klinik.

Es war beinahe rührend, und es wäre sicherlich falsch gewesen, hinzugehen und zu sagen: »Nun machen Sie mal langsam, das tut Ihnen doch weh, es ist genügend Zeit, ich begleite Sie.« Das wäre anmaßend gewesen, und die meisten Patienten hätten es vielleicht sogar als herabwürdigend empfunden. Es war eine Frage des Stolzes, diesen Weg, diese letzten 30 Meter bis zum Speisesaal vor aller Augen so schnell und so aufrecht wie möglich zurückzulegen. Ich kannte das von mir selbst auch, man hat nach einer gewissen Zeit des Schmerzes die Nase voll von Mitleid. Die Krückenrenner, die so absurd aussahen, dass man im ersten Moment loslachen wollte, waren in Wahrheit nichts anderes als Menschen auf dem Weg zum Essen, die versuchten, ihre Würde zu wahren.

Dann war es Zeit, in meinem Tempo zu meiner ersten Anwendung zu gehen (man nimmt es übrigens recht bald einfach hin, dass alles, was mit einem geschieht, »Anwendung« heißt). Massage, im Untergeschoss. Der Dicke, der Blinde oder der Dumme, wie Ernst gesagt hatte? Oder doch die Sanfte, die Schöne oder die Kluge?

Ich nahm vorsichtig in einem Gang im Untergeschoss Platz, und eine Frau (ob sie sanft oder klug war, vermochte ich nach bloßem Augenschein nicht zu beurteilen) sagte zu mir: »Sie werden gleich aufgerufen«, und nachdem ich drei Minuten gesessen hatte, kam ein bärtiger Mann wie auf Schienen aus den Massageräumen und rief: »Herr Zaschke?« Ein Mann. Der Dicke, der Blinde oder der Dumme? Hättest du doch geschwiegen, Ernst, dachte ich. Ich folgte dem Mann.

Wir begaben uns in eine von drei Kabinen. Ich weiß nicht, ob es noch eine andere Gegend in der Klinik gab, in der massiert wurde, aber hier gab es genau drei Kabinen. Der Masseur hieß Herr H. Hartz, das stand an seiner Tür, er hieß wie der Sänger des Liedes »Die weißen Tauben sind müde«, was mir ganz passend erschien, und er wies mich darauf hin, dass er nun ein Papierhandtuch auf die Liege lege, das ich künftig zu allen weiteren Massagen bitte wieder mitzubringen habe. »Gut«, sagte ich, »das mache ich.« Ich wusste, ich würde dieses Papiertuch nie wieder irgendwohin mitbringen.

Herr H. Hartz begann, nachdem ich auf dem Bauch lag – was für mich eine große Herausforderung war, eine falsche Bewegung, und der Rücken explodierte vor Schmerzen –, meine Schultern zu massieren. Ah, dachte ich, das ist toll. Er hat einen eher ganzheitlichen Ansatz und massiert den ganzen Rücken. Klar, alles hängt mit allem zusammen. Außerdem haben wir ja eine halbe Stunde Zeit, so stand es im Plan: 8.00 – 8.30 Uhr, Massage, H. Hartz. H. hätte für Helena stehen können, stand es aber nicht. Kein Problem, dachte ich, ich mochte H. Hartz, und er knetete meine Schultern in einer Weise, dass ich dachte: Mensch, auf die Schultern musst du künftig auch mal ein bisschen achten. Ganz schön verspannt, die beiden. Gleich aber, und darauf freute ich mich, würde Herr Hartz, dessen Hände zwar nicht die von Helena waren, aber dennoch fachkundig, sich dem Rest des Rückens zuwenden.

Schmerzen hatte ich an der Lendenwirbelsäule, L3/4 und vor allen Dingen L4/5, das Massieren von Schultern und nun auch Nacken war sehr angenehm, aber jetzt: Jetzt konnte es losgehen. Nach rund zehn Minuten erhob H. Hartz zum zweiten Mal die Stimme, er sagte: »So, das war's.« Er hatte es so weit wunderbar gemacht, meine Schultern fühlten sich toll an. Er übergab mir mein angeschwitztes Papierhandtuch und sagte erneut: »Bitte wieder mitbringen.« Ich war verwirrt. »Klar«, sagte ich, und ich wusste, um in der Sprache von Ernst zu reden: Das war der Blinde gewesen, weil er stets an mir vorbeischaute und beim Unterschreiben meines Therapieplans diesen auf einen Tisch legte, sich ihm anschließend mit dem Gesicht bis auf fünf Zentimeter näherte und dann einen schnellen Kringel hinsetzte. Ein toller Masseur, vor allen Dingen ein schweigsamer.

Ich wusste jetzt drei Dinge: 1. Massagen dauerten zehn Minuten, nicht 30. 2. Wo genau massiert wurde, war Glückssache. 3. Die Sanfte, die Kluge und die Schöne existierten allein in meiner Phantasie. Ich tröstete mich mit dem Gedanken, dass es Frauen gibt, die alle drei Eigenschaften in sich vereinen, und dass ich eine davon bald heiraten würde. Wenn sie mich noch nähme, dachte ich dann, nun da ich mehr oder weniger ein Krüppel war, oder sagen wir es weniger dramatisch: nicht mehr die Weltmeisterschaft der Gewichtheber im Superschwergewicht gewinnen würde. Und was das angeht: auch nicht die im Fliegengewicht, bei der sie mich allerdings ohnehin nicht mitmachen ließen.

2 Nach der Massage hatte ich reichlich Zeit bis zur nächsten Anwendung, sie stand erst am Nachmittag an. Ich beschloss also, einen längeren Fußmarsch zu wagen, ich schätze, alles in allem 400 Meter. Am Ende dieser Wanderung, die mich größtenteils durch mir vollkommen unbekanntes Terrain führte, durch neue automatische Türen, um eine Ecke, durch weitere Türen (ich überlegte, ob ich eine der automatischen Türen nach mir benennen könnte, als ihr Entdecker, gewissermaßen), am Ende also stand das Thermalbad von Bad Aibenhausen, das sich direkt neben der Klinik befand, ganz, als hätte ein umsichtiger Geist das so geplant. Man konnte das Bad sowohl

über die Straße als auch durch einen unterirdischen Gang erreichen, den ich gerade gefunden und durchschritten hatte. Es wäre übertrieben, das als Pionierleistung auszugeben, da der Weg ausgeschildert war, aber während meiner gesamten Zeit in der Aibfeld-Klinik traf ich immer wieder auf Menschen, die fragten: »Wie, unterirdisch? Da ist ein Gang?« Ein bisschen was gehörte also doch dazu, ihn ausfindig zu machen, und sei es nur, die Hinweisschilder zu lesen. Erstaunlich viele Menschen lesen Hinweisschilder aus Prinzip nicht, da könnte ja jeder kommen und ihnen sagen, wo's lang geht.

Der Besuch im Bad gehörte nicht zu den offiziellen Anwendungen, sondern war freiwillig, weshalb viele Patienten dort nicht ein einziges Mal auftauchten. Freiwillig hieß für sie: Super, da muss ich nicht hin. Ich kann diese Geisteshaltung – so vollkommen blödsinnig sie ist – einigermaßen verstehen, sie scheint einem grundsätzlichen Impuls zu entspringen. Vielleicht entspringt sie auch einfach der gefürchteten Kombination aus Faulheit und Dummheit, aber nehmen wir lieber das Positive an, also dass in dieser Verweigerungshaltung so etwas wie der Kern des zivilen Ungehorsams steckt. Als ich in meinem ersten Semester an der Universität bemerkte – ich traue es mich kaum zu sagen, so blöd ist es –, dass niemand kontrolliert, ob ich zu den Vorlesungen gehe, war das Wort Vorlesung für mich zunächst zum Synonym für »Freizeit« geworden, und da ich am Meer wohnte und im Sommersemester begonnen hatte zu studieren, verbrachte ich die Zeit am Strand.

Mit dieser Erfahrung ausgestattet war es für mich eine Selbstverständlichkeit, so oft wie möglich ins Thermalbad zu gehen. Als Patient durfte man täglich zwei Stunden kostenlos rein. Wer länger bleiben wollte, musste bezahlen.

Man hätte glauben können, die Tatsache, dass der Besuch kostenlos war, hätte alle Patienten angelockt, aber »Ich muss nicht« scheint stärker zu sein als »Kostet nichts«. Manche versicherten übrigens ernsthaft, sie schafften es einfach nicht rüber ins Bad, weil sie zu viel zu tun hätten. Ein herrliches Argument, das alle anderen an Sinnlosigkeit und Eleganz übertrifft. Auf dem Therapieplan war das Bad jeden Tag mit eingetragen, weil man eben jeden Tag hindurfte; hinter jeder Anwendung stand der Anwender, also zum Beispiel: 14.00 – 14.30 Wirbelsäulengymnastik – P. Irmler, was bedeutete, dass Petra Irmler mit uns ein wenig üben würde. Beim Eintrag fürs Thermalbad stand: 00.00 – 00.00 Thermalbad – H. Thermalbad. In der Logik des Plans bedeutete das, dass ein Hans oder Hubert Thermalbad uns im Thermalbad erwartete, ein alberner Gedanke, natürlich, aber warum in aller Welt stand dort: H. Thermalbad? Ich habe viel Zeit damit verbracht, mir Vornamen für einen Menschen namens Thermalbad auszudenken, Hans-Dieter Thermalbad, Henriette Thermalbad, Hallgrimm Thermalbad, Haakon Thermalbad, natürlich Horst Thermalbad, mein Favorit, weil er sehr nach Bademeister klang, außerdem Hugo, Harriet, Hrìsto, Hank und natürlich Huckleberry Thermalbad, der nichts als Schabernack im Sinn hat. Zugegeben, manchmal hat man ein wenig zu viel Zeit in der Reha-Klinik.

Das Bad hatte ein Innenbecken, zwei Außenbecken, einen Strömungskanal und einen Whirlpool, der später während meines Aufenthaltes in der Klinik ein wichtiges Thema in der Raucherecke werden sollte. Alle Becken waren auf 34 Grad temperiert, optimale Plantschtemperatur. Zunächst musste man jedoch den Gang durch die Umkleidekabine bewältigen. Man bekam an der Kasse ein Band, an dem kein Schlüssel hing, sondern ein Plättchen, das aussah wie eine Uhr ohne Zifferblatt. Es war ein ziemlich modernes System: Man suchte sich irgendeinen Spind aus, stopfte seine Kleidung hinein und drückte dann mit dem Plättchen auf einen kleinen Bolzen, der die Tür verriegelte. Später hielt man das Plättchen vor den Bolzen, und er sprang wieder auf. An der Kasse erklärten sie dieses System geduldig, ausführlich und freundlich, aber es ist natürlich vollkommen absehbar, was dauernd passierte.

An meinem ersten Tag stand eine Frau mit ihren drei Kindern bereits vor einem Spind, als ich ankam; sie gehörte nicht zur Klinik und war also gewissermaßen Zivilistin. Sie schimpfte leise vor sich hin. Während ich mich umzog, hörte ich, wie sie einige Male gegen die Tür ihres Spindes schlug. Sie schimpfte weiterhin leise. Als ich mich umgezogen hatte – besonders schnell ging das nicht mit dem Rücken –, stopfte ich meine Kleidung in einen Spind und drückte mit dem Plättchen auf den Bolzen. Vernehmlich rastete das Schloss ein. Die Frau hatte mittlerweile alles aus dem einen Spind in einen anderen geräumt und drückte nun an dessen Tür herum. Sie versuchte, den Bolzen mit aller Kraft (aber eben nicht mit dem Plättchen) einzudrücken, sie hämmerte gegen die Tür, schließlich rief sie: »Was ist das für ein Saftladen hier?« Das Wort Saftladen hört man leider kaum noch, allenfalls steht es an Läden, die tatsächlich Saft verkaufen und deren Besitzer es ziemlich gewitzt finden, ihr Geschäft Saftladen zu nennen. Was mir an der Begebenheit so gut gefiel, war, dass es für die Frau vollkommen klar war, dass die Schuld bei H. Thermalbad (Hermann? Hubertus?) lag. Sie hätte ja rufen können: »Ich Sumpfkuh bin zu blöd, diese Tür zu bedienen, obwohl es mir ausführlich erklärt wurde und auf der Innenseite der Tür noch einmal eine Anleitung steht, sogar mit Bildern.« Aber das rief sie nicht.

Ich humpelte hinüber und bot meine Hilfe an.

»Ach«, sagte die Frau mit einer abwehrenden Handbewegung, »hörense auf. Ich gehe mich jetzt beschweren.« Mit schwingenden Schritten eilte sie mitsamt den Kindern davon und stieß noch ein wütendes »Herrgott!« hervor. Ich hätte ihr helfen können, aber sie wollte nicht; dafür konnte ich allerdings noch schnell Herrgott Thermalbad in meine kleine Sammlung aufnehmen.

Sich im Wasser zu bewegen war überaus angenehm. Ich bildete mir ein, dass die Wärme meinem Rücken guttat. Ich will nicht sagen, dass mir eine Last von den Schultern genommen war, doch es bereitete mir einige Freude, mich halb schwimmend, halb watend durch die Außenbecken zu bewegen. Da mir Dr. Seltsam gesagt hatte, ich solle den Strömungskanal am Anfang meiden, watete ich gleich mal rüber und schwamm eine Runde hindurch. Mit der Strömung, versteht sich, und gestützt auf eine schlangenartige Schwimmhilfe. Natürlich ist es dumm, den Anweisungen den Arztes zuwiderzuhandeln, wenn es einen am Rücken erwischt hat und man noch längst nicht wieder ganz hergestellt ist. Aber zum einen bin ich der Ansicht, dass es bisweilen absolut notwendig ist, dumme Dinge zu tun, zum anderen war am Strömungskanal wirklich überhaupt nichts Gefährliches. Im Gegenteil, man schwebte mit der Schwimmhilfe hindurch, und wenn ich so schwerelos vorwärtsglitt, schien es mir unvorstellbar, welche Schmerzen ich bisweilen an Land gelitten hatte. Ich war sehr froh im Strömungskanal, nicht glücklich, das wäre zu viel gesagt, aber wirklich froh und leicht, und so gehörten die Momente, die ich in den kommenden Wochen täglich mit einem Grinsen im Kanal verbrachte, zu den unbeschwertesten meines Aufenthalts. Das Thermalbad war ohnehin ein echter Glücksfall, denn zusätzlich zum Strömungskanal bescherte es mir in den kommenden Wochen noch eine Beobachtung, an der ich mich täglich erfreute, einen phantastischen Vortrag, dem ich zuhörte, die Entdeckung des wohl bestaussehenden fetten Mannes der Welt sowie die oben erwähnte Geschichte aus dem Whirlpool. Meine kleine Sammlung von Vornamen bezüglich H. Thermalbad stellte ich allerdings rasch wieder ein, denn besser als Herrgott Thermalbad konnte es nicht werden.

3 Am Nachmittag spielte sich dann gleich eine der für mich im Rückblick denkwürdigsten Begebenheiten meiner Zeit in der Klinik ab. Für die Angestellten war das Ganze vermutlich eher Alltag, aber ich saß, beziehungsweise lag dabei, fast so erstaunt wie ein Junge, der zum ersten Mal eine Sexszene im Fernsehen sieht. Es war mir peinlich, in der Nähe zu sein, zugleich war ich so fasziniert, dass ich meine Augen und Ohren nicht eine Sekunde vom Geschehen wenden konnte.

Beim Mittagessen war ich wieder allein, vermutlich war 12.10 Uhr einfach eine asoziale Zeit, und meine Tischnachbarn dachten mittlerweile: Na gut, wenn er es nicht nötig hat, sich zu einer zivilisierten Zeit hierherzubegeben, bitte sehr. Ich hatte um halb elf das Thermalbad verlassen, war um elf auf meinem Zimmer angekommen (wie gesagt: für Klinik-Verhältnisse mittleres Tempo) und hatte mich dann eine Stunde hinlegen müssen.

Interessantes Gefühl, mit 36: sich tagsüber eine Stunde hinlegen zu müssen. Ich war kaputt, das warme Wasser, das Gehen, und ja, sogar die Eindrücke hatten mich müde gemacht. Um 12.00 Uhr erwachte ich unfassbar, Achtung: erquickt. Ich hatte dieses Wort immer für ein Kunstwort gehalten, nie hatte ich mich erquickt gefühlt. Erfrischt, topfit, ausgeschlafen, erholt, wieder bei Kräften, unternehmungslustig, bereit, die Welt in den Angeln zu schaukeln, alles Mögliche, aber nie, nie erquickt. Erquickt fühlten sich meiner Ansicht nach Figuren aus Fernsehserien der 1960er und 1970er, wenn sie zum Mittagessen mindestens zwei Pils und zwei Korn zu sich genommen hatten und sich nun nach einem gar nicht mal so kurzen Nickerchen gegen 15.00 Uhr zurück in den Dienst begaben. Ich denke da zum Beispiel an die Serie »Der Kommissar« mit Erik Ode, die mir ein einziger Vorwand zu sein schien, um zum einen Rockmusik abzuspielen, die damals im Fernsehen noch als revolutionär galt, und zum anderen Lobbyarbeit für das mittägliche Saufen zu betreiben. Es war der erste Frühmittagsschlaf meines erwachsenen Lebens gewesen, und meine Laune war großartig. Ich hatte plötzlich das Gefühl, dass ich es schaffen würde: Ich würde die Rückenschmerzen besiegen und wieder in ein normales Leben zurückkehren, ich hatte den Willen, ich hatte die Kraft, und ich war in einer Reha-Klinik. Bessere Voraussetzungen gab es nicht.

Leider war nach dem Mittagessen schon wieder eine Ruhezeit vorgesehen, so dass ich mich erneut hinlegte, diesmal aber nicht schlief, sondern mich mit dem überaus komplizierten Programmiersystem meines Fernsehers vertraut machte. Er war so flach wie ein Würfel und beinahe so alt wie ich.

Um 14.30 Uhr stand endlich die nächste Anwendung an, eine Gruppentherapie namens »Progressive Muskelrelaxation«, es ging um Entspannung. Entspannt war ich nun wirklich nach Thermalbad, Schlaf, Essen und Herumliegen, aber gut, ich war bereit. Ich fand mich gegen 14.27 Uhr vor dem entsprechenden Raum in der Klinik ein (ebenfalls im, wie ich feststellte, weitläufigen Untergeschoss, so dass hier vielleicht doch noch Platz war für die Schöne, die Sanfte und die Kluge – aber lassen wir das. Es gab sie nicht, oder sagen wir es genauer: Es gab sie, irgendwo auf der Welt, sie hielten sich nur zufällig gerade nicht in Bad Aibenhausen auf).

Um 14.29 Uhr erschien eine Frau, bei der es sich offenbar um die Therapeutin handelte, jedenfalls formten die, die gut gehen konnten, umgehend einen Halbkreis um die Tür zum Therapiezimmer und ließen nur einen handtuchschmalen Durchgang für die Therapeutin frei. Der Entspannungskurs schien der zu sein, der mit der größten Nervosität erwartet wurde. Nachdem die Tür zum Raum geöffnet war, setzte ein erstaunliches Eilen ein, das jeder im Rahmen seiner Möglichkeiten bestritt. Die mit Problemen an der Schulter zum Beispiel lagen bereits auf Matten am Boden, als ich den Raum betrat, weil sie sich flink bewegen konnten. Bei der Entspannungstherapie gab es alle Formen von Leiden zu sehen, denn entspannen sollten wir alle. Von einem in der Raummitte stehenden Wagen nahm ich mir vorsichtig eine Matte, weil auch Matten für mich eher schwer waren. Ich hob sie vorschriftsmäßig herunter, aus den Knien, und ich legte sie vorschriftsmäßig auf den Boden. Dann besorgte ich mir einen Würfel, den ich unter meine Beine legen konnte, denn ich konnte noch immer nicht gerade auf dem Rücken liegen. In Rückenlage gelangte ich dann so: Ich ging neben der Matte auf die Knie. Dann begab ich mich in den sogenannten Vierfüßerstand, ich stützte mich also auf Händen und Knien ab. Allmählich schob ich mich nach vorn, bis ich auf dem Bauch lag. Dann rollte ich um meine eigene Achse auf den Rücken und hob schnell die Beine auf den Würfel, den ich zuvor strategisch günstig platziert hatte. In dieser Stellung konnte ich es ziemlich gut aushalten. Ich lag und beschloss, in der Entspannungs-Klasse ein Streber zu werden.

Dann passierte Folgendes: In der Mitte des Raums stand immer noch – fast alle lagen jetzt – eine Frau um die 60 mit blondgefärbter Turmfrisur und hielt die Arme verschränkt. Sie erregte meine Aufmerksamkeit nicht, weil ihr Blond einen Hauch von Lila in sich trug, sondern weil sie so bockig aussah wie ein fünfjähriges Kind, dem der Papa aus Versehen eine Kugel Stracciatella statt Vanille gekauft hat. Sie stand einfach da, sie sagte kein Wort, offenbar hatte sie gelernt, Konflikte so zu lösen. Als nun wirklich alle lagen, hatte die Therapeutin keine Wahl, sie musste sie ansprechen.

»Frau Fischbach, was ist denn los, Sie kennen doch schon alles.«

Einige Sekunden vergingen, Frau Fischbach hatte auf diesem Moment gewartet, sie schob ihren gigantischen Busen noch ein Stück weiter vor und sagte bebend (ja, bebend): »Ich kann das nur auf meinem Bett.«

Damit war aus ihrer Sicht alles zum Thema gesagt. Sie wandte sich ab. Es waren, schätze ich, 16 oder 17 Menschen im Raum. Fast alle lagen auf dem Boden auf Matten, aber es gab auch zwei Betten, von denen eines belegt war. Die Therapeutin war erfahren in solchen Fällen. Jeder unerfahrene Mensch hätte gesagt: »Nehmen Sie halt das andere Bett.«

Die Therapeutin aber sagte: »Ich verstehe Sie, Frau Fischbach, aber die beiden Betten sind genau gleich. In beiden liegt die gleiche Matratze, so dass auch das andere Ihren besonderen Bedürfnissen gerecht wird.«

Gut gemacht, dachte ich, besondere Bedürfnisse anerkennen (natürlich ging es anderen im Raum viel schlechter), auf die zweite, baugleiche Matratze hinweisen. So geht es, dachte ich, Glückwunsch, Frau Therapeutin.

Frau Fischbach aber sagte: »Das andere Bett ist zu kalt.«

Ganz kurz war die Therapeutin fassungslos, ihr Gesicht formte bereits den Satz: »Du riesentittiger Dreckdrachen, was glaubst du, wer du bist, da steht das gleiche Scheißbett noch mal, leg dich da jetzt hin, sonst liegst du gleich direkt hier vor mir.« Aber sie fing sich und sagte: »Das ist was?«

Eine brillante Antwort, denn sie brachte Frau Fischbach kurz aus der Bahn. Sie bewegte ihren massigen Körper erstaunlich behende zu dem zweiten Bett und hielt kurz die Hand darauf. Dann tat sie erschreckt. »Nein, da leg ich mich nie drauf«, rief sie, »das ist viel zu kalt.« Sie verschränkte wieder die Arme vor dem Körper und sah erneut aus wie eine Fünfjährige. Eine solche Transformation hatte ich nie zuvor gesehen. Natürlich war ich hingerissen, es war die Rolle ihres Lebens, sie spielte sie perfekt, und niemand, nicht ihre Freundinnen, nicht ihre Freunde und schon gar nicht ihr Ehemann (ich bin ganz sicher, dass es ihn gab) hatten ihr jemals gesagt, dass alles irgendwie in die falsche Richtung lief und dass sie zumindest zur Kenntnis würde nehmen müssen, dass mancher, nicht aus dem edlen Geschlecht der Fischbachs stammende einfache Mensch, ihr Verhalten als immerhin sonderlich einstufen würde.

Die Therapeutin war sprachlos, und alle anderen waren offenbar auch ohne Anleitung bereits so tief in Entspannung gefallen, dass ihnen alles egal war. Weitgehend unbemerkt wurde ein großartiges Schauspiel aufgeführt. Die Situation schien einigermaßen festgefahren, aber jetzt setzte Frau Fischbach zu ihrem besten Satz an. Sie sagte nicht: »Heinrich! Heinrich!«, sie sagte nicht: »Mein Udo ist schon lange tot«, sie sagte: »MEIN Bett ist ja besetzt.« Die Therapeutin hielt den Atem an, ich sah, wie Jahre des Entspannungstrainings in ihr wirkten, und trotzdem dachte ich: Jetzt hautse ihr eine rein. Sie atmete tief durch wie jemand, der auf der Wanderung zum Südpol nach sechs Wochen bemerkt, oh, wir sind die ganze Zeit im Kreis gelaufen, weil Expeditionsmitglied Katzmeier ein kleines Experiment mit den Kompassen veranstaltet hat, und dann holte sie aus einem Nebenraum zwei Decken, um das kalte Bett zu wärmen. Schon jetzt hätte ich ihr den Spezial-Gedenkpreis der Barmherzigen Schwestern verliehen, aber es war noch nicht vorbei.

»Das alles«, seufzte Frau Fischbach, »weil mein Bett besetzt ist.« Sie, das wollte sie damit sagen, traf ja überhaupt keine Schuld, ihr war sogar übel mitgespielt worden. Wer noch nicht eingeschlafen war, blickte jetzt auf die Widersacherin in dem so begehrten Bett. Sie trug ebenfalls eine blonde Turmfrisur und tat gelassen. »Pff«, ließ sie zu ihrer Rechtfertigung hören – und es war ja vollkommen in Ordnung, dass sie da lag –, »meine Liege ist ja besetzt«, sagte sie.

Eine Liege hatte ich gar nicht bemerkt, und als ich mich jetzt, neugierig geworden, umblickte, wurde ich einer Holzliege gewahr, die genau drei Zentimeter über dem Boden stand. Auf der lag eine junge Frau, die bereits weggenickt war. Die Situation entspannte sich schließlich, indem Frau Fischbach noch weitere Decken für das kalte Bett erhielt und sich dann gnädig darauf niederließ, nicht ohne noch einmal in den Raum zu trompeten: »Mein Bett ist ja besetzt.«

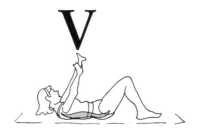

So was Schönes aus Ton

1 Die Entspannungstherapie verließ ich über die Maßen entspannt (ich war nach drei Minuten eingeschlafen) und begab mich gleich zur nächsten Anwendung, der Wirbelsäulengymnastik. Ich war eine Viertelstunde zu früh dran, aber die Strecke bis aufs Zimmer und zurück wäre zu weit gewesen, und so nahm ich schon einmal vor dem Therapieraum Platz. Es saß bereits ein weiterer Patient da, ein großer und schwerer Mann, dessen Alter schwer zu schätzen war. Manches in seinem Gesicht sah sehr alt aus, er hatte einen ruhigen, aber auch müden Blick, den er bei meiner Ankunft kurz hob und dann wieder in eine Illustrierte namens »Gameplay« senkte, in der es vermutlich um Computerspiele oder Swingerklubs ging. Zugleich trug sein Gesicht auch junge Züge, es wirkte, als habe der Schöpfer es aus zwei unterschiedlich alten Teilen zusammengebaut und dann vergessen, die beiden Teile einander anzugleichen. Nach einer Weile legte der Mann die Zeitschrift weg. Wir kamen ins Plaudern, er hieß Murat und war ein bisschen in der Welt herumgekommen, wie sich herausstellte, derzeit wohnte er in Hamburg. Natürlich nur, wenn er nicht gerade irgendwo in Behandlung sei,

sagte er lächelnd. Ein Satz, in dem ich eine Warnung für das Folgende hätte erkennen können, aber Murat lächelte so ruhig, dass ich sein Lächeln einfach erwiderte.

Ich mochte es, mich mit ihm zu unterhalten, durch seine Größe und seine Masse strahlte er Ruhe aus, er könnte, so fand ich, in einem Jack-Daniel's-Werbespot mitspielen: Ruhig verläuft das Leben hier in Lynchburg, Tennessee, und das sind Brad, Pete, Murat und Bill, sie sind für unseren Jack Daniel's verantwortlich, und sie haben Zeit, denn die Dinge brauchen Zeit, um zu vollendeter Reife zu gelangen (so reden sie nun einmal in der Werbung). Murat höbe nach einer Weile mühelos ein großes Whiskeyfass von einer Ecke der urgemütlichen Lagerhalle in eine andere, dann setzte er sich wieder zu Bill, die beiden hockten auf Kisten und spielten Mühle. Brad und Pete sähen dabei zu, dann höbe Brad ein anderes Fass irgendwo anders hin. Oh ja, das Leben verläuft ruhig, hier in Lynchburg, Tennessee.

Dann überfiel Murat mich mit seiner Krankengeschichte, und je länger er sprach, desto schlimmer wurde es. Ich habe mir nicht alles merken können, weil ich zu geschockt war. Ich hatte kurz zuvor erwähnt, dass ich zwei Bandscheibenvorfälle habe, die nicht operiert worden waren, und Murats letzte ruhige Worte waren gewesen: »Mein letzter ist auch noch nicht operiert worden.« Anschließend beschrieb er eine knapp zehnjährige Odyssee durch Kliniken im ganzen Land, er war erst 25 Jahre alt, es war also nicht so, als habe der Schöpfer sein Gesicht aus zwei unterschiedlich alten Teilen gebaut, er war alt geworden und zugleich jung geblieben, alt wegen der Schmerzen, jung, weil er außer Schmerzen und allem, was dazugehört, offenbar nicht viel erlebt hatte. Seine gesamte Wirbelsäule schien aus Bandscheibenvorfällen zu bestehen. »Nach der letzten Operation am Kopf ging es eine Weile besser«, sagte er und zeigte mir zwischen den Haaren eine zehn Zentimeter lange Narbe, »aber dann kam der Rücken wieder, und von da zieht es ins Bein, das kenne ich schon, nach einer Weile zieht es vom Bein in den Kopf, und wenn es im Kopf ist, muss ich ins Krankenhaus.« Er holte kurz Luft. »Es ist Quatsch, dass ich hier bin, weil ich sowieso wieder ins Krankenhaus muss. Die Schmerzen sind zu stark. Ich habe dem Arzt gesagt, ich brauche mehr Schmerzmittel, aber er gibt mir nicht mehr. Kommen Sie, habe ich zu ihm gesagt, ich habe schon Morphium gekriegt, alle sechs Stunden, Sie können mir ruhig was geben. Aber er wollte nicht.« So ging es weiter, bis die anderen Patienten und die Therapeutin zur Wirbelsäulengymnastik eintrafen und Murat aufstand und ging. Seine Erzählung hatte ihm offenbar die Lust auf Gymnastik verdorben, vielleicht hatte er auch zu große Schmerzen; ich war jedenfalls ein wenig mitgenommen.

Die Gymnastik brachte mich zum Glück auf andere Gedanken (wir saßen auf Bällen herum und atmeten), aber anschließend dachte ich wieder an Murat. Ging es ihm wirklich so unglaublich schlecht? Und wenn es ihm derart schlecht ging: Änderte das irgendetwas an meinen Beschwerden? Musste ich nicht demütiger sein und still ertragen, was mir widerfahren war, weil es ja viel schlimmer hätte kommen können? Ich glaube, nein, es spielt keine Rolle, was die anderen haben. Natürlich sollte man es zur Kenntnis nehmen, helfen, wann immer man kann, aber ob jemand besser oder schlechter dran ist, spielt keine Rolle. Man muss einfach sehen, dass man selber so gesund wie möglich wird, das ist für alle das Beste. Meine Schmerzen waren kein bisschen weniger geworden, nachdem mir

Murat von seiner Tortur erzählt hatte. Immer wieder einmal, gern ohne Vorwarnung, stach mir der Schmerz ins Bein bis runter in den Knöchel, wo es sich anfühlte, als habe jemand sein Messer dort vergessen und zöge es nun mit einem erfreuten »Da ist es ja« in einer gekonnten Drehung heraus. Wenn man sich zu sehr und zu oft vergleicht in seinen Schmerzen – ich glaube, man kommt dann schnell auf dunkle Gedanken.

Zwei Wochen zuvor hatte einer der Klitschko-Brüder, ich weiß nicht mehr welcher, einen Boxkampf absagen müssen, weil er einen Bandscheibenvorfall erlitten hatte. Das war's dann wohl mit dem Boxen, dachte ich. Samstagmittags hatte Klitschko den Vorfall, Samstagabends wurde er operiert. Eine Woche später saß er in einer Sportsendung im Fernsehen und sagte: »Ich bin fit, ich kann kämpfen. Aber der Arzt sagt, ich muss noch ein bisschen warten.« Er saß dabei locker in dem unbequem aussehenden Studiostuhl, der andere Klitschko war auch dabei, beide lächelten viel. Wie kann das sein, dachte ich, der Mann will eine Woche nach dem Vorfall kämpfen, weil er sich so gut fühlt, und ich kann nicht mal vernünftig gehen.

Natürlich ist die Welt manchmal so ungerecht, dass es einen verrückt macht. Aber, ohne dass es etwas daran ändert: Ich habe auch als AOK-Patient Ärzte kennengelernt, die mich mit großer Kompetenz und menschlicher Wärme behandelten. Und, nicht ganz unwesentlich, mit Erfolg.

Beim Abendessen traf ich wieder auf Ernst, ich freute mich sogar ein bisschen darauf, ihm beim Verspeisen von sehr vielen Käsebroten zuzusehen. Emil trug zu meiner Überraschung ein Hemd, das einigermaßen normal aussah, es war postgelb, dazu trug er eine schwarze Krawatte, so dass er durchaus für eine Nebenrolle in »Biene Maja« in Betracht gekommen wäre; vielleicht könnte er den Cousin von Willi spielen. Das elefantenknochengroße Handy trug er wieder hinten am Gürtel, exakt mittig ausgerichtet, gut so. Man braucht Konstanten in einer Reha-Klinik.

Chef grüßte freundlich von seinem noch nicht ganz vollbesetzten Zehner-Tisch herüber und diagnostizierte: »Sieht ganz gut aus heute. Machst schnelle Fortschritte, das freut mich.« Es war, als wäre ich schon eine Weile da, man wird sehr schnell aufgenommen und gehört dann einfach dazu. Wenn es überall im Leben so zuginge wie beim Abendessen in der Reha-Klinik, wäre die Welt ohne Zweifel ein freundlicherer Ort. Zu Ernst und mir gesellte sich bald Klaus, endlich lernte ich also auch ihn kennen, er war ein angenehm dröge wirkender Mann, der nicht viel erzählte, aber aufmerksam zuhörte, wenn Ernst über dies und das (na gut, Frauen und Autos) dozierte; gemeinsam aßen wir Käsebrote, wobei ich meinen stets eine gewisse Raffinesse verlieh, indem ich sie mit Tomaten belegte und würzte.

Ich war regelrecht aufgeräumter Stimmung, es gefiel mir gerade gut in der Klinik, es war Freitagabend, eine unbeschwerte Heiterkeit schien auf allem zu liegen, die so gar nicht dazu passen wollte, dass wir alle hier waren, weil uns etwas fehlte. An einem Tisch in mittlerer Entfernung zerbrach etwas mit einem lauten Klirren, woraufhin die Fünfer-Gruppe am Nebentisch kurz ihre angeregte Diskussion (na gut, über Autos) unterbrach. »Das gibt 98 Punkte«, rief einer. Sichtlich genoss er die Pause, die sich anschließend einstellte, sein Grinsen wurde von Sekunde zu Sekunde breiter, dann endlich fragte einer seiner Tischnachbarn: »Wieso genau 98 Punkte?« »Na«, versetzte der erste in prächtiger Stimmung, »bei 100 hätt's einen Preis gegeben«, worauf der gesamte Tisch in schallendes Gelächter ausbrach. Ich fragte mich, wie oft er diesen Witz wohl in seinem Leben schon gerissen hatte. Vermutlich öfter als hundertmal, was bemerkenswert erscheint, da der Witz ja wirklich kein bisschen lustig ist. Von diesen wiederkehrenden Witzen und Sprüchen, das sollte ich lernen, gab es Unmengen in der Klinik. Diesen hier habe ich zum Beispiel einmal gehört: Ein in Bad Aibenhausen verirrter Bayer sagte am Fünfer-Tisch nebenan: »Ich habe eine Woche nur Brei gegessen.« Dann ergänzte er selbst: »Ist gar nicht schlimm, wenn's Löwenbrei ist, oder Augustinerbrei, oder Spatenbrei, oder Hofbrei.« Brei wie Bräu – Sie verstehen. Als der Witz in der Welt war, fing einer der Männer das Lachen an, dass ihm die Tränen herunterliefen, er lachte eine ganze Minute lang, dann japste er, als hätte er eben den Weltrekord im Apnoe-Tauchen gebrochen, und jaulte: »Das ist gut«, woraufhin er weiter nach Luft schnappte, bis er mit, wie mir schien, letzter Kraft, hinzufügte: »Das ist wirklich gut.«

Wenn übrigens am Nebentisch einer beim Essen fehlte, fand sich immer jemand, der sagte: »Vielleicht hat er sich beim Chinesen die 108 bestellt.« Dann lachten alle. Sie sagten immer 108, vielleicht lag darin der Witz. Irgendein kluger Kopf aus Amerika (klar gibt es die) hat einmal bemerkt, wenn die amerikanischen Männer nicht über Sport sprechen könnten, schlügen sie einander über kurz oder lang die Köpfe ein, weil sie sonst gar nichts zum Reden hätten, und ich glaube, dass die schlechten Witze und die dummen Sprüche (Ernst wie das Leben!) in der Reha-Klinik den gleichen Zweck erfüllten.

Murat betrat den Speisesaal, er sah wieder viel besser aus, ruhig, gelassen, jetzt war er wieder der Mann, der mit Brad, Pete und Bill in dieser urgemütlichen Lagerhalle sitzen könnte. Emil führte ihn an den Tisch von Chef, der ihn mit einigem Getöse willkommen hieß und lautstark beschied: »Da haste ja Glück gehabt, dass du einen Platz am Tisch der Profis bekommen hast. Normalweise gibt es da lange Wartelisten.« Selbstverständlich lachten alle, und auch Murat lächelte, was ich erfreut zur Kenntnis nahm. Es dauerte dann noch fünf Minuten, und ein eigentümliches Schweigen legte sich über Chefs Tisch, der sonst stets der lauteste des Speisesaals war (was in erster Linie an Chef lag). Ich blickte hinüber und sah, wie Murat mit einigem Furor seine Geschichte erzählte. Alle am Tisch schauten sehr betreten, und bei Chef glaubte ich eine Mischung auszumachen aus ehrlicher Anteilnahme und völliger Verblüffung, dass ihm jemand so aus dem Nichts und ohne jede Vorwarnung vollkommen die Show stahl. Ach, Chef. Natürlich ist ihm das nur dieses eine Mal passiert.

2 Das ganze Schlafen, Liegen, Entspannen und Käsebrote-Essen hatte mich müde gemacht. Ernst hatte übrigens sechs bis sieben Stück verdrückt, dazu die Mittagssuppe, die abends wieder angeboten wurde, wenn sie mittags nicht so gut wegging. Emil wusste, wie man so einen Laden führte; vermutlich böte er die Suppe zum Frühstück wieder an, wenn sie auch abends nicht so gut wegginge, und dann mittags wieder und immer so weiter; irgendwann hätten Ernst und ein paar andere Getreue, zu denen ich auch gehörte, da ich Suppe liebe, die einstige Mittagssuppe vollständig gegessen und so Platz gemacht für eine weitere Innovation aus der Küche (eine andere Suppe). Es kam nichts um, wie man so sagt, das hatte Emil vermutlich bei Muttern so gelernt oder im Grundkurs »Betriebswissenschaft für Kantinenbetreiber, Kapitel sechs: Ressourcenverwaltung und -verwertung«.

Ich humpelte, vergleichsweise entspannt, in die Raucherecke, wo natürlich Hochbetrieb herrschte. Gisela und Bettina begrüßten mich wie einen Freund aus der gemeinsamen Schulzeit, zudem lernte ich Horst aus Lemgo kennen, der eindringlich fragte: »Wie lange bist du schon da?« Gisela und Bettina strahlten, weil sie die Antwort bereits kannten. Ich sagte: »Gestern angekommen«, woraufhin Bettina begeistert rief: »Immer noch erst so kurz da, ist das nicht süß? Er ist wirklich noch ganz neu!«, und wiederum nickten alle Anwesenden, Männer eingeschlossen. Auch Horst aus Lemgo nickte.

Man muss dazu wissen, dass alle Patienten ungefähr gleich lang in der Reha bleiben. In der Regel werden erst einmal drei Wochen genehmigt, und in den meisten Fällen reichen die auch. Immer wieder einmal gibt es für einige Patienten eine Verlängerungswoche, das hängt vom Heilungsverlauf ab. Selten, soweit ich das überblicken kann, ist eine zweite Verlängerungswoche, sehr selten ist eine dritte Verlängerungswoche, und länger als sechs Wochen bleibt vielleicht die eine Person, die, hätte sie ihren Status als Ausnahme von der Regel in einem anderen Bereich des Lebens verwirklicht, vom Blitz getroffen worden wäre, im Lotto gewonnen oder einen Lemgoer mit Sinn für Humor getroffen hätte. Ist schon gut, das mit Lemgo nehme ich zurück, es war nur so, dass mir Horst recht schnell sehr auf die Nerven fiel, weil er so ein wahnwitziger Wichtigtuer war, dass er auch Buddha in Rage gebracht hätte, und ja, selbst Brad, Pete und Bill.

Alle waren also für einen durchaus überschaubaren Zeitraum da, und natürlich ist die Bezeichnung eines Zeitraums als überschaubar äußerst relativ. Gemessen am Alter der Erde war die letzte Eiszeit gestern, gemessen an meinen Schmerzen im Knöchel, wenn der erfreute Finder sein Messer herauszog, waren einige Sekunden die Ewigkeit, aber hier taten alle, fast alle nach ungefähr drei Tagen so, als hätten sie vor Gericht gestanden und das eher unerfreuliche Urteil hinnehmen müssen: »Tja, wir haben das mildestmögliche Strafmaß gewählt, 27 Mal lebenslänglich.« Kurzum: Sie spielten Knast.

Dabei gab es verschiedene Kategorien. Die, die länger als eine Woche da waren, gehörten zu denen, die bereits 20 Jahre abgesessen hatten, ohne die leiseste Hoffnung, hier je wieder rauszukommen. Das verlieh ihnen eine ziemliche Autorität, also begrüßten sie die Neuankömmlinge mit freundlichen Worten und empfanden sie als »süß«. Wer länger als zwei Wochen da war, gehörte zu denen, die bereits 40 Jahre abgesessen hatten, aber fürchten mussten, nun, auf ihre alten Tage, wieder raus in diese Welt zu müssen, die sie doch gar nicht mehr kannten und die wahrscheinlich nicht mehr die Welt war, die sie verlassen hatten. Wer einen Tag vor der Abreise stand, verhielt sich wie ein Reh, das in den Scheinwerferkegel eines Autos geraten ist. Morgen raus! Wohin? Überflüssig zu erwähnen, dass sie natürlich alle trotz treffender Diagnosen (und dazugehöriger Schmerzen) der Ansicht waren, nicht hier sein zu müssen, also unschuldig saßen, mithin die ganze Reha-Klinik die Folge eines gigantischen Justizirrtums war.

Ich ging auf mein Zimmer und dachte an Chef. Dann trat ich auf meinen Balkon, und da stand er – Chef. Das war ungewöhnlich, denn um diese Zeit – es war jetzt kurz nach sieben – war Chef, wie ich im Laufe der Zeit lernte, meistens beschäftigt. Im Rückblick erscheint es mir so, als hätte er sich eigens für mich Zeit genommen. Jedenfalls begann er unser Gespräch mit den Worten: »Da bist du.«

»Ja«, erwiderte ich, »ganz schön müde vor lauter Entspannung.«

»Gut«, beschied Chef, »dann lebst du dich ja gut ein, nicht wahr? Jetzt steht dein erstes Wochenende an.«

»Absolut«, antwortete ich.

Chef trug eine Jeans, die er beim Abendessen noch nicht getragen hatte, da sah er noch eher sportlich aus. Zudem hatte er ein Hemd an, das er, wie ich fand, einen Knopf zu weit offen trug, zumal er nicht mal Brusthaare hatte, mit denen er hätte angeben können.

»Ich habe hier so dies und das eingeführt«, sagte Chef. Wir standen auf unserem Balkon im fünften Stock, getrennt durch ein Tau. »Leider kannst du nicht bei allem mitmachen«, fuhr er fort.

»Klar«, sagte ich, ich wollte bei ziemlich genau nichts mitmachen, ich wollte sagen: Hallo Christian (er hieß ja auch so), schönen guten Morgen, ich will gesund werden, sonst nichts. »Klar«, sagte ich also noch einmal.

»Wir haben morgen zunächst Weißwurstfrühstück, dann brechen wir auf zu einer Wanderung. Danach fahren wir in die Gegend, an einen See. Das kommt zu früh für dich«, sagte Chef.

»Wer fährt denn da?«, fragte ich ihn.

»Unser Tisch«, sagte er. Immerhin, er hätte auch »mein Tisch« sagen können, die Wahrheit also.

»Auch Murat?«, fragte ich.

»Nein«, sagte Chef, »für Murat kommt das auch noch zu früh.« Er wurde jetzt ein wenig ungeduldig. Man bemerkte es daran, dass er das Begrenzungsseil zu meinem Abschnitt des Balkons mehrmals anfasste. Dann sagte er: »Ich wollte es dir nur sagen. Du bist noch nicht so weit. Heute Abend gehen wir mit einer Gruppe in den Hühnerstall. Du bist da nicht ausgeschlossen, aber es ist zu früh. Vielleicht nächste Woche. Okay?«

»Natürlich okay«, sagte ich.

»Ach komm, sei nicht beleidigt«, sagte Chef.

Ich war nicht beleidigt, ich war erleichtert, weiterhin allein meine zugegeben sehr kleinen Kreise ziehen zu können, ohne dafür eine Erklärung liefern zu müssen. Chef ging kurz in sein Zimmer, ich musste nun wohl oder übel warten, weil wir uns meiner Ansicht nach noch immer mitten im Gespräch befanden. Er rumorte da eine ganze Weile herum, und kurz überlegte ich, einfach in mein Zimmer zurückzugehen und die Tür zu schließen, da tauchte Chef wieder auf. »Es tut mit total leid«, sagte er, »ich habe jetzt alles durchsucht, ob ich dir nicht irgendwas schenken kann, weil du heute Abend und morgen nicht dabei sein kannst. Aber ich habe nichts gefunden, ich brauche noch alles. Ist das trotzdem okay?«, fragte er.

»Das ist vollkommen okay«, sagte ich.

So verblieben wir, und ich ging zurück in mein Zimmer.

3 Das Wochenende war die schlimmste Zeit für alle Patienten, die nicht zu Chefs Ausflugsgruppe gehörten oder wie ich gerade erst angekommen waren. Für Neulinge waren auch am Samstag einige Anwendungen vorgesehen, was bedeutete, dass der Tag bereits strukturiert war. All die anderen mussten sich selbst etwas überlegen, was dazu führte, dass die Raucherecke samstags chronisch überlegt war und selbst in der Spiele-Ecke Hochbetrieb herrschte, obwohl dort die Auswahl lediglich aus einigen unvollständigen Schachteln namens 99-Spiele-Set sowie einigen Würfeln bestand, so dass alle entweder Kniffel spielten oder »Mensch ärgere dich nicht!«, wobei sie die jeweils fehlenden Figuren aus mehreren Spiele-Sets zusammensuchten oder durch Münzen ersetzten. Die 99 Spiele

aus den Sets reduzierten sich auf wundersame Weise immer auf »Mensch ärgere dich nicht!«, denn von den anderen Spielen, die angeblich spielbar waren, hatte noch nie ein Mensch etwas gehört. Sonntags verfiel die Klinik dann in Apathie, die Menschen schlichen durch die Gänge, als hätten sie eine Südpolexpedition mit Katzmeier und Frau Fischbach hinter sich, müder Blick, wissend, es geht immer weiter, immer im Kreis. Wie das Leben eben so ist, könnte man bösartig einwerfen, aber in der Klinik ist Bösartigkeit streng verboten. Und sind nicht Kreise die erhabenste geometrische Form?

Eine Sache gab es dann doch, die die Patienten wochenends vor dem Wahnsinn retten sollte. Es kamen Menschen von draußen rein, die in der Lobby (die Frau mit der Gürtelschnalle hatte am Wochenende frei) Verkaufsstände aufbauten. Gibt es ein besseres Publikum? Lauter Leute, die nicht wegkommen und für jede Form der Zerstreuung dankbar sind. Selbst die Härtestgesottenen kommen nach fünf Stunden Kniffel mal an den Ständen vorbei, um zu schauen, was im Angebot ist. An diesem Samstag hing über den Tapezier- und sonstigen Tischen, die die Verkaufsfläche bildeten, ein Plakat mit der Aufschrift »Schönes aus Ton – Ausstellung und Verkauf«. Es gab so ungefähr alles, was man sich denken und wünschen kann, nur eben aus Ton. Ich meine das im übertragenen Sinn, natürlich gab es kein Steak aus Ton, mit ein wenig Tongemüse, sagen wir Tonbrokkoli, dazu eine Portion Tonbohnen in Tonspeck eingerollt, und dazu natürlich Tonkartoffeln. Vielleicht hätte ich das Ensemble gekauft, ich war erst den dritten Tag da, aber immerhin, so weit war ich bereits: vielleicht. Es gab Zwerge aus Ton, die Stöcke aus echtem Holz hielten, und es gab Zauberer aus Ton, die ebenfalls Stöcke aus echtem Holz hielten. Der Unterschied war vermutlich der, dass die Zwerge einfach keine Magie im Stock hatten, Pech gehabt. Zudem gab es Seesterne aus Ton, Teller in der Form von Seesternen aus Ton sowie seesternförmige Tonteller. Des Weiteren Tonschalen, die das Gros der Fläche einnahmen, und, mein Favorit, Streichholzschachteln, die von einem Tonmantel gewärmt wurden. Fasziniert betrachtete ich die Ausstellungsstücke, als eine ältere Dame, 1,50 Meter groß, drahtig, ungefärbtes graues Haar, an die Tische trat, ihren Blick kurz schweifen ließ und dann mit fester Stimme sagte: »Was ihr leider nicht habt…«, und ich war nun über die Maßen gespannt, was sie zu bemängeln hätte. Nicht das fehlende Tonsteak, das war mir klar, aber was würde ihr fehlen? Meine Gedanken rasten, da brachte sie den Satz nachdenklich zu Ende: »…ist ja so was Schönes aus Ton.«

Ganz kurz hoffte ich, hier in Bad Aibenhausen, neben einer der zynischsten Frauen der Welt zu stehen, aber leider kapierte ich schnell, dass sie kein bisschen zynisch war. Sie betrachtete interessiert die Ausstellung, als habe sie so etwas noch nie gesehen, sie berührte manche Stücke, sanft, sie war ganz bei sich und offenbar in einer sehr eigenen Welt. Wie reagiert man nun, wenn man »Schönes aus Ton – Ausstellung und Verkauf« in der Lobby der Reha-Klinik von Bad Aibenhausen aufgebaut hat? Natürlich unfassbar gelassen. Zwei Frauen mittleren Alters standen hinter den Tischen, und eine sagte: »Schauen Sie sich ein bisschen um.« Das tat die Frau mit einigem Eifer. Ich sah ihr eine Weile dabei zu und suchte doch noch einmal nach Anzeichen dafür, dass sie sich jetzt bloß dumm stellte und die beiden Ton-Verkäuferinnen eben nach allen Regeln der Kunst verarscht hatte. Aber entweder tarnte sie sich perfekt oder sie war tatsächlich der Magie im Stock des Ton-Zauberers erlegen.

Ich ging zur Massage, und da H. Hartz an diesem Samstag frei hatte, würde mich nach Ernsts Kategorisierung entweder der Dicke oder der Dumme erwarten. Ich stieg hinab ins Untergeschoss, das klappte recht gut, wobei zu diesem Zeitpunkt offen war, ob das daran lag, dass ich bereits Fortschritte gemacht hatte, oder daran, dass ich immer noch vergleichsweise randvoll mit Medikamenten war. Ich nahm kurz Platz, wirklich nur kurz, denn nach zwei Sekunden erschien der Masseur, der aussah wie ein Profisportler, ein Triathlet vielleicht, zäh, muskulös, nicht zu groß und nicht zu schwer dabei. »Herr Zaschke?«, fragte er, ich bejahte. Der Masseur zog sich Latexhandschuhe über, er fasse nicht so gern Menschen an, erklärte er mir.

»Ein bisschen unpraktisch in dem Beruf«, sagte ich.

»Das stimmt«, erwiderte er und massierte, ganz vorzüglich übrigens.

Leider habe ich ihn nur an diesem Samstag getroffen, sonst war ich immer in den Händen von H. Hartz; zu gern hätte ich doch noch mehr darüber erfahren, warum einer Masseur ist, wenn er ungern andere Menschen anfasst.

Humpelnd schlenderte ich meiner nächsten Anwendung entgegen, durchquerte die Lobby, wo »Schönes aus Ton« immer mehr Menschen in den Bann zog, bog ein paarmal ab und war da. Individuelle Krankengymnastik, neben der Massage die einzige Anwendung, die man nicht in der Gruppe absolvierte. Es erwartete mich bereits eine recht füllige Frau mit unfassbar freundlichem Gesicht. »Da sind Sie ja schon, Sie sind bestimmt Herr Zaschke«, rief sie.

»Absolut«, rief ich zurück.

»Na, legen wir gleich los«, sagte sie.

Wir unterhielten uns ein wenig, und wir begannen mit winzigen Übungen. »Die Qualität ist es, auf die es ankommt«, erklärte sie mir, »nie die Quantität. Es ist wichtig, jede Übung, jede Bewegung in Ruhe und richtig zu machen und alles daraus mitzunehmen.« So übten wir vor uns hin und sprachen über dies und das.

Diese kleinen Bewegungen, aus denen man alles mitnimmt, die könne man in der Feldenkrais-Therapie lernen, sagte mir die Krankengymnastin, es gebe eine Gruppe, Teilnahme freiwillig, Anmeldung erwünscht. Puh, dachte ich, Feldenkrais. Ich wusste, dass die Mutter eines Freundes mit großer Begeisterung an Feldenkrais-Kursen der Volkshochschule teilnahm. Ich sah mich in einem Kreis von Frauen im Pensionsalter sehr kleine Bewegungen ausführen, aus denen ich alles mitnehmen sollte.

»Ich weiß nicht, ob das das Richtige für einen 36 Jahre alten Mann ist«, sagte ich.

»Für einen mit zwei Bandscheibenvorfällen auf jeden Fall«, versetzte sie gut gelaunt. Na gut, dachte ich, stimmt ja, und meldete mich an.

Erstaunlich leichtfüßig bewegte ich mich anschließend in Richtung des Speisesaals, wo ich mal wieder der Einzige an unserem Tisch war, und erstaunlich leichtfüßig bewegte ich mich durch den weiteren Verlauf dieses Samstags. Ich stattete dem Thermalbad einen Besuch ab, es ging mir gut wie lange nicht mehr. Auf dem Rückweg vom Bad – diesmal nahm ich nicht die unterirdische Route – entdeckte ich ein großes Plakat, das aussah wie die Poster, die für Rockkonzerte werben. In sehr großen Buchstaben stand darauf: ARZTVORTRAG. Darunter stand, dass ein gewisser Dr. Simon, der nicht nur Orthopäde, sondern auch Badearzt war, über das Thermalbad sprechen werde.

Mir war klar, dass ich diesen Termin – es waren noch fast zwei Wochen Zeit, denn natürlich plakatiert man ein solches Highlight frühzeitig – unter keinen Umständen versäumen dürfte.

VI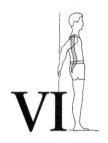

Fango, Fango, die ganze Nacht

1 An den folgenden Tagen geschah etwas Eigenartiges: Die Zeit flog dahin. Während die ersten Minuten, Stunden und Tage sich über eine Ewigkeit erstreckt hatten, schien es nun mittwochs so, als sei vor wenigen Minuten noch Montag gewesen. Hatte Chef nicht eben noch stolz von seinem Gruppenausflug erzählt, der sich selbstverständlich als voller Erfolg erwiesen hatte, da sie an dem See sogar ein Café gefunden hatten, in dem sie dann tatsächlich einen Kaffee tranken? »Und immer dran denken: positiv rangehen. Siehste ja«, hatte er mir am Ende seiner Erzählung mit auf den Weg gegeben; er hatte es gesagt, als seien diese Worte sein Vermächtnis und als sähen wir uns nicht in spätestens vier Stunden beim nächsten Essen, sondern erst in einigen Jahren wieder, wenn überhaupt.

Dass die Zeit so munter dahinglitt, lag natürlich daran, dass ich mich nun auskannte in der Klinik und einige Routinen entwickelt hatte. Ich konnte zum Beispiel einige der Sprüche vom Fünfer-Tisch nebenan mühelos mitsprechen (gerade beliebt: »Morgens Fango, abends Tango«), Klaus war weiterhin angenehm dröge, Ernst war Ernst, er flirtete und aß Käsebrote.

Vermutlich wären diese ersten drei Tage der neuen Woche für immer aus meinem Gedächtnis verschwunden, hätte ich nicht Rüdiger alias »Suppe schneiden« kennengelernt. Ich war montags recht spät im Thermalbad gewesen und kam erst gegen 18.20 Uhr im Speisesaal an. Emil stand am Eingang und nickte, er hielt dort vermutlich Wache. Er hatte ein nicht ganz weißes Hemd an, irgendwie war den Färbern ein fieser Cremeton mit hineingeraten, und dazu trug er eine blaue Krawatte, auf die bunte Messer, Gabeln und Löffel gedruckt waren. »Schon klar«, rief ich ihm zu, »Abendessen bis 18.30 Uhr.« Emil nickte zufrieden wie ein Meister, der sieht, dass sich sein Schüler der Erkenntnis nähert. Schnell lud ich ein wenig Brot und Käse auf meinen Teller, dazu einige Tomatenscheiben, ging in Richtung des Tisches und sah erst jetzt, dass der Platz besetzt war, der bis dahin immer freigeblieben war.

»Hallo, ich bin Christian«, sagte ich freundlich, stellte meinen Teller ab und streckte die rechte Hand zur Begrüßung vor.

»Rüdiger«, sagte Rüdiger lächelnd und gab mir die linke. Der rechte Ärmel seiner Trainingsjacke hing schlaff am Körper. Ich konnte nichts dagegen tun, ich musste grinsen, denn natürlich hatte ich jetzt einen Teil des Rätsels gelöst, und herrje, dass es so einfach sein würde. Vor Rüdiger stand ein Teller, auf dem einige Käse- und Wurstbrote lagen, alle in handliche Stücke geschnitten.

Ich hätte früher darauf kommen können, nun ja, müssen vermutlich. Ernst hätte bei der Kategorisierung unseres Tisches nicht lang gefackelt, wir wären der Dröge, der Einarmige und der Dumme gewesen. Und vielleicht war ich wirklich ein wenig langsam im Kopf, denn das ganze Rätsel konnte ich immer noch nicht lösen: Sie mussten ihm das Essen schneiden, weil er nur einen Arm hatte, natürlich, aber warum hieß es »Suppe schneiden«? Selbstverständlich wollte ich ihn nicht einfach fragen, ich beschloss, ihn zunächst ein wenig kennenzulernen.

In den vergangenen Tagen hatte ich an Rüdiger immer als »Suppe schneiden« gedacht, das war der Name, den ich ihm gegeben hatte. Jetzt, da ich ihn kannte, dachte ich natürlich als Rüdiger an ihn. Er war rund 50 Jahre alt und trug einen interessanten Bart, eine Mischung aus Lincoln- und Grunge-Bart, also aus Backen- und Klodeckel-Bart. Wie er sich wohl rasierte mit dem einen Arm, dachte ich. Er war zudem ein ungemein angenehmer Gesprächspartner, der höflich einige Fragen stellte und höflich meine Fragen beantwortete, das Übliche zunächst: Wie lange schon da, warum, was tut man im Leben draußen, wie soll es weitergehen und so fort. Um 18.30 Uhr ging Emil einmal an unserem Tisch vorbei, woraufhin wir uns beide umgehend erhoben, er wusste also auch Bescheid.

Rüdiger war seit zwei Wochen da und würde wohl noch weitere zwei Wochen bleiben, eine Verlängerung sei in seinem Fall eher kein Problem, sagte er, obwohl er wirklich gerne wieder arbeiten gehen wollte. »Die Kollegen brauchen mich«, sagte er, »da wird ja keiner neu eingestellt, nur weil ich krank bin.« Er arbeitete in einem Autoteile-Großhandel.

Wir gingen die paar Schritte rüber in die Raucherecke, wo es einiges Hallo gab und Rüdiger von Bettina mit den Worten begrüßt wurde: »Oh, der Herr gibt sich auch mal wieder die Ehre.« Rüdiger nickte, fingerte mit einer Hand eine Zigarette aus seiner Jackentasche, steckte sie in den Mund, kramte dann das Feuerzeug hervor und zündete sie nach einigen vergeblichen Versuchen (der Luftzug) an.

»Ich komme nicht mehr so oft hierher«, sagte Rüdiger zu mir.
»Wo rauchst du denn?«, fragte ich.
Rüdiger grinste. »Wo wohnst du?«, fragte er.
»Fünfter Stock«, antwortete ich.
»Na bestens«, sagte Rüdiger, »dann wirst du es auch noch rausfinden. Bist ja nicht dumm, oder?«

Und noch eine wirklich bemerkenswerte Sache ist passiert an diesen fliegenden Tagen zu Anfang der Woche. Ich ging spät, gegen zehn Uhr abends, in die Raucherecke, um die letzte Zigarette des Tages zu rauchen. Ich hatte mein Pensum auf ungefähr sechs bis sieben Zigaretten heruntergebracht, immer noch zu viele, aber trotzdem ein ordentlicher Wert. Es saß nur eine Frau auf den Bänken, sie hatte sich ein Keilkissen untergeschoben und hielt sich aufrecht wie eine Statue. Sie war zurechtgemacht, als erhielte sie später noch das Bundesverdienstkreuz am Bande. Als ich sie sah, musste ich umgehend denken: aufgetakelt wie eine Fregatte.
Sie wirkte wie Mitte 50, die Haare waren toupiert, und es schien, als seien die Streifen von Grau sorgsam ins Schwarz gewoben worden. An Schminke hatte sie nicht gespart, in ihrem Gesicht schien jeder Millimeter sorgfältig bemalt worden zu sein; ich kenne mich nicht aus mit Schminktechniken, aber dieses Gesicht sah nach sehr viel Arbeit aus. Viel Schminke wirkt ja oft billig, aber die Frau hatte die Menge sehr gekonnt verteilt. Ihre weiße Bluse war mit allerlei Verzierungen bestickt, dazu trug sie eine elegante schwarze Hose und passende schwarze Schuhe mit leichtem Absatz. Im Vergleich zu uns, in unseren Trainingshosen und Schlabberpullis, in den bunten Gesundheitsschuhen, ausgestattet mit Gehwagen, Krücken und

den weißen Umhängetaschen mit Kliniklogo, in denen wir unsere Habseligkeiten transportierten, wirkte die Frau wie ein Besucher aus einer anderen Welt.

Wir grüßten einander kurz und rauchten. Eine Zigarettenspitze hätte zu ihr gepasst, aber sie rauchte einfache Zigaretten, wenn auch mit weißem Filter. Schweigend saßen wir so eine Weile, zehn Uhr am Abend, es war ruhig in der Klinik, und es war sehr ruhig in der Raucherecke. Umso lauter hörte ich den Furz, den die Frau nach zwei Minuten fahren ließ. Nicht so ein kleiner, der einem aus Versehen rausrutscht, es war ein richtiger Furz, als habe es zum Abendessen Bohnen mit Speck gegeben. Aus dem Augenwinkel schaute ich hinüber, ich war bereit, ein unverbindliches Gesicht aufzusetzen, das sagte: »Macht doch nichts. Kann jedem mal passieren. Ist überhaupt nicht schlimm, hätte mir genauso gut passieren können, ehrlich. Und soll nicht morgen schon wieder so gutes Wetter werden?« Die Frau saß jedoch vollkommen ungerührt da, als wäre gar nichts passiert.

Nichts an ihr deutete auch nur an, dass sie eben laut gefurzt hatte und dass das peinlich sein könnte. Sie saß da, ganz Fregatte, und rauchte. Nach einer Weile fragte ich mich natürlich, ob ich mir das nur eingebildet hatte. Ich musste mich getäuscht haben. Niemand furzt so laut und tut, als sei nichts, es sei denn, es handelt sich um ein Mitglied einer britischen Fußballmannschaft, die nach dem Spiel am Samstag gemeinsam noch schnell im Stammpub ein paar Pints zischen geht. Obwohl – auch die britischen Fußballer tun nicht so, als sei nichts, sie geben noch einen kurzen Kommentar ab wie »Ui, schöner Brenner« oder »Ah, sie spielen unser Lied«.

Wir rauchten schweigend weiter, und nach einer Minute furzte die Frau erneut vernehmlich. Es war unüberhörbar, ein Trompetenfurz, und es war nicht das Keilkissen, das dieses Geräusch verursachte. Erneut schaute ich aus dem Augenwinkel hinüber, erneut tat sie, als sei nichts. Es war nicht einmal so, als versuchte sie, besonders unschuldig zu schauen, mit einem Blick, der sagt: »Das muss jemand anderes gewesen sein.« Sie schaute – nun ja, eben als sei nichts, vollkommen ungerührt.

Eine Minute blieb ich noch, dann drückte ich meine Zigarette aus. »Auf Wiedersehen«, sagte ich, sie erwiderte den Gruß, und ich könnte schwören, dass ich, als sich die Tür surrend hinter mir schloss, schon wieder einen Furz hörte.

Im Speisesaal habe ich die Frau noch oft gesehen, immer in voller Takelage und, soweit ich das einschätzen konnte, stets Herrin ihrer Darmwinde. In der Raucherecke habe ich sie so spät abends nicht mehr getroffen; das lag allerdings daran, dass Rüdiger Recht hatte mit seiner Einschätzung: Ganz blöd war ich doch nicht, ich rauchte abends nicht mehr in der von meinem Zimmer weit entfernten Raucherecke, ich rauchte an einem viel schöneren Ort, auf meinem Balkon, was natürlich strengstens verboten war. Wie gut, dass ich so weit ab vom Schuss wohnte.

2 Nach einer knappen Woche beschloss ich, mal ein paar von den Medikamenten abzusetzen. Dr. Seltsam hatte zwar gesagt, ich solle die Mittel während meines gesamten Aufenthalts nehmen, aber es war, so fand ich, an der Zeit, das Kommando über meinen Körper und mein Leben zurückzugewinnen. Als Erstes setzte ich Tetrazepam ab, das Mittel zur Muskelentspannung, das diese auf den ersten Blick so unterhaltsamen Nebenwirkungen haben kann. Wer weiß, was ich schon alles getan hatte, ohne mich daran zu erinnern, und wer weiß, wie kurz ich davor stand, in eine Depression zu verfallen. Dann Tramal, das starke Schmerzmittel. Die Voltaren Resinat nahm ich mal lieber weiter, entsprechend ebenso die Nexium für den Magen.

Wollen doch mal sehen, ob es nicht auch ohne geht, dachte ich, und dem Oberarzt, der gemeinsam mit Dr. Seltsam auf Visite kam, erzählte ich sicherheitshalber nichts von meinem Vorgehen, obwohl er einen guten Eindruck machte. Er wirkte zumindest sehr kompetent.

Er untersuchte mich in Ruhe, wobei er natürlich all die Tests vornahm, die alle anderen Ärzte auch schon vorgenommen hatten.

»Und?«, fragte ich.

»Noch nicht überzeugend«, sagte er, »kann ich die Bilder mal sehen?«

Ich hatte brandneue Kernspinbilder aus dem Krankenhaus, das mich in die Reha-Klinik überwiesen hatte. Er warf einen langen Blick darauf, dann fragte er ruhig: »Das haben die nicht operiert?« Es war nicht ganz die Frage, die ich erhofft hatte. Mir hätte etwas gefallen wie: »Das ist ja gar nichts. Wollen Sie vielleicht früher raus? Und ach, da ist kommende Woche dieser Gewichtheber-Wettbewerb in der Nähe – wollen Sie vielleicht für die Klinik antreten?« Ich antwortete also: »Doch, klar haben die das operiert, ist nur ein Witz von den überweisenden Ärzten gewesen, dass die an das Ding nicht rangegangen sind. Die sind ja nicht bekloppt und lassen mich damit rumlaufen. Sie kennen ja den Ärztehumor. Okay, hier sind die echten Bilder.« Wir haben dann beide ausgiebig gelacht, nicht operiert, haha, das ist gut, das ist wirklich gut.

Ich gestehe, dass ich etwas anderes gesagt habe, sinngemäß: »Nein, finden Sie das ungewöhnlich?«

»Ach«, sagte der Oberarzt, »ungewöhnlich nicht. Aber zumindest den unteren hätte man durchaus operieren können. Aber jetzt kriegen wir das so hin. Sie machen ja gute Fortschritte.«

Gegen Abend jagte der Schmerz mit alter Macht durch mein linkes Bein bis in den Knöchel, und ich beschloss, Tramal nicht nur wieder anzusetzen, sondern einstweilen die Dosis zu erhöhen. Auch Tetrazepam nahm ich wieder, soweit ich mich entsinne.

Die Feldenkrais-Gruppe war verschoben worden, offenbar war die Therapeutin krank; ich fand den entsprechenden Hinweis auf meinem Kopfkissen. Ich hatte dennoch genug zu tun mit meinem Programm. Es gab eine neue Anwendung: Bewegungsbad, nicht zu verwechseln mit meinen täglichen Besuchen im Thermalbad. Das Bewegungsbad befand sich im Bauch der Klinik. Wenn man auf seine Fango-Packungen wartete, konnte man den Patienten im Wasser durch eine Scheibe bei ihren Übungen zusehen.

Als ich es zum ersten Mal betrat, saß Chef draußen vor der Scheibe, und zwar mit beinahe seinem kompletten Tisch. Hatten die sich verabredet, um mir zuzusehen? Egal, ich war längst so weit, dass mir nichts mehr peinlich war, wenn es denn meiner Gesundheit diente. Chef winkte mir zu und hob beide Daumen. Ich erwiderte die Geste und stieg vorsichtig ins sehr, sehr warme Wasser. Ich war allein, also plantschte ich ein wenig vor mich hin. Indem ich beide Hände aneinanderlegte und sie ruckartig ins Wasser drückte, sorgte ich für einige schöne Fontänen, kleine Reminiszenz an eine Kindheit im Freibad und die Sommer am Meer. Aus der Umkleide traten die Therapeutin und drei alte Damen, älter als 60, die noch langsamer als ich ins Wasser stiegen. Immerhin. Ich hoffte, es würde ihnen wie mir gelingen, den Impuls zu pinkeln zu unterdrücken, den das sehr warme Wasser unweigerlich auslöste.

Die Therapeutin blieb am Beckenrand stehen und wartete, und ich sah mit einem Blick an ihr vorbei, dass Chef und sein Tisch gut gelaunt den Fango-Raum enterten, also die Abteilung für Wärmepackungen. Sie schnipsten mit den Fingern, als wären sie eine Rat-Pack-Coverband in einer zugegeben erstaunlichen Umgebung. Chef wäre dann wohl Frank Sinatra, wie er da schnipsend voranzog, Andi, der immer fünf Joghurts aß (Chef ließ es ihm immer noch durchgehen), musste als Dean Martin gelten, doch Sammy Davies Jr. fehlte. Es gab überhaupt nicht einen Schwarzen in der ganzen Klinik, seltsam eigentlich. Die anderen trotteten als Begleitband schnipsend hinterher. Es war klar, dass Chef wieder eine Gemeinschaftsaktion angezettelt hatte, und nein, ich war nicht beleidigt, dass ich nicht dabei sein konnte. Ich war noch längst nicht so weit und hatte jetzt und hier im Bewegungsbad etwas Wichtigeres zu tun.

»Herr Zaschke?«, fragte die Therapeutin. Ich nickte, und sie zeichnete einen Haken auf ihre Liste. Nacheinander hakte sie die Namen ab und sagte dann: »Die anderen Herren der Schöpfung wollen uns heute wohl keine Gesellschaft leisten. Da sind Sie der Hahn im Korb.«

Ich muss mein Lachen als höflich bezeichnen, denn was, fragte ich mich, sollten drei Frauen von mehr als 60 Jahren und ich hier gemeinsam anstellen? Sicherlich nichts, von dem ich gesünder würde. »Der Hahn im Korb«, rief eine vergnügt und eine andere: »Aber wir sind drei gegen einen, da hat er keine Chance.« Die Therapeutin ergänzte fröhlich: »Vier gegen einen.« Ich hatte die beschissenen Medikamente wieder angesetzt, ich hatte Schmerzen, ich war Witzobjekt für einige alte Frauen und eine jüngere Frau und schwamm dazu in pisswarmem Wasser. Mein

Lächeln war jetzt sehr, sehr höflich, es war so höflich, dass mich die Damen umgehend in Ruhe ließen.

Klar tat mir das später leid, ein kleines bisschen zumindest, aber man schafft es auch beim besten Willen nicht immer, von sich selbst und seinen Schmerzen abzusehen. Chef mit seiner Witztruppe; oh Mann, wie ich hoffte, er würde mich abends auf dem Balkon noch mal ansprechen und mit seiner »Ich will dir was schenken«-Scheiße anfangen. Hier ist mein Geschenk für dich, Chef: ein Gutschein für zwei Wochen Fressehalten. Einzulösen sofort. Dazu hier dieses Rumfuchteln mit Stöcken im Wasser. Vor und zurück, vor und zurück. Oh ja, dachte ich, vor und zurück, aber bevor mir dieser Mist auch nur ein bisschen hilft, sind die alten Frauen neben mir längst wiedergeboren als Hahn, Korb und Ei oder als Alice im Reha-Land; lieber, dachte ich, tröpfele ich mir allabendlich eine Familiendosis Tramal in den Becher, als diesen Quatsch länger mitzumachen.

Mit einer Stinkwut stieg ich nach Ende der Übungen, die ich natürlich brav mitmachte, aus dem Wasser, ich zog mich um, ging auf mein Zimmer, setzte mich auf den Balkon und zündete mir eine Zigarette an, bei Tageslicht, offen sichtbar. Scheißegal, dachte ich. Dann dachte ich so dies und das, und als ich dachte, was würde Katzmeier jetzt tun, wusste ich, dass ich in eine ernsthafte Krise geraten war.

War es der Oberarzt gewesen? Eher nicht. Er wirkte, wie gesagt, kompetent, er hatte einfach nur gesagt, was er dachte. Das muss ich abkönnen, dachte ich. War es Chef mit seinem Reha-Rat-Pack? Nein, auch nicht, im normalen Leben konnte mich so etwas nicht aufregen, warum auch, jeder soll sehen, wie er glücklich wird, und Chef tat ja nichts Böses. Das Bewegungsbad? Ach, was. Ich ahnte es und wusste es bald. Ich war ungeduldig. Seit einem halben Jahr hatte ich jetzt Schmerzen, mal mehr, mal weniger, und ich merkte, dass mich dieser Zustand zermürbte. Ich kochte immer noch innerlich, ich war wütend auf die Welt, gut, dass Chef nicht auf den Balkon trat. »Rauchen darf man hier aber nicht«, hätte er vielleicht gesagt, und sicherlich hätte ich geantwortet: »Deine Mutter #?6%§!6 %§!-'+$& in der Hölle« Nein, hätte ich nicht. Natürlich nicht. Ach, wie könnte ich.

Eine Weile überlegte ich, das Abendessen ausfallen zu lassen, weil ich befürchtete, mich zu einem Ausbruch hinreißen zu lassen. Um 18.10 Uhr machte ich mich dennoch auf den Weg, und als ich in die Lobby einbog (oh ja, Gürtelschnallen-Lady, das Ding heißt Lobby), mit dem üblichen leichten Humpeln, bemerkte ich, wie eine mittelalte Frau mit Gehwagen, die aus einem anderen Gang kam, neben mir das Tempo anzog. Das wollen wir doch mal sehen, dachte ich, und humpelte schneller. Die Frau mit dem Gehwagen konterte meinen Vorstoß mühelos und erhöhte ihrerseits das Tempo. Sie blieb knapp vor mir, und nach rund 20 Metern bemerkte ich, dass ich nicht würde mithalten können. Gut fünf Meter vor mir erreichte die Frau den Speisesaal. Hatte sie wirklich ein Rennen gewollt und gewonnen? Ich war stehengeblieben, weil ich wusste, dass ich drohte die Nerven zu verlieren. Die Frau blickte sich um, lächelte und winkte. »Oh, mein Gott«, dachte ich. Wenn nicht Rüdiger gewesen wäre und etwas ganz Erstaunliches getan hätte, ich glaube, ich wäre abgereist.

Ich humpelte an Emil vorbei, ohne ihn zu beachten. Wie immer, wie seit 1000 Jahren, so schien mir, lud ich Brot, Käse und einige Tomatenscheiben auf meinen Teller. Dann sah ich, dass Rüdiger noch am Tisch saß, und meine Laune besserte sich ein wenig. Ich setzte mich und überfiel ihn mit der Geschichte meiner schlechten Laune, mit dem Oberarzt, den Medikamenten, Chef, dem Bewegungsbad und der lächerlichen Episode von eben: abgehängt von einer mittelalten Frau mit Gehwagen. Rüdiger hörte sich das geduldig an, er gehörte zu den freundlichen Menschen. Er war längst fertig mit dem Essen, aber er blieb sitzen. Nach einer Weile griff er mit der Linken nach einer Essiggurke auf seinem Teller, die lag da noch. »Soll ich sie schneiden?«, fragte ich, und Rüdiger sagte: »Geht schon.« Nach einigem Herumgenestele erschien unten aus seiner Trainingsjacke ein zweiter Arm und hielt die Gurke fest, während er sie mit der anderen Hand schnitt. Er hatte zwei Arme.

»Nein«, sagte ich.

»Aber natürlich«, sagte Rüdiger.

»Wissen die das?«, fragte ich.

Rüdiger lachte sehr laut. »Aber natürlich wissen die das«, sagte er, »glaubst du im Ernst, ich könnte denen einen Arm verheimlichen?«

»Keine Witze mit Ernst«, versuchte ich etwas lahm und zeigte auf dessen leeren Platz.

»Sag mal ehrlich«, fragte Rüdiger, »warum sollte ich den Arm verheimlichen?«

Nein, nein, so kam er mir nicht davon. Ich grinste jetzt. »Gib's doch zu«, sagte ich, »die Nummer hast du schon öfter abgezogen. Du wusstest genau, dass ich dachte, du hast nur einen Arm. Du hast mir erzählt, bei dem Unfall hat es deinen Arm erwischt. Für mich und für jeden anderen Menschen heißt das: Der Arm ist ab.«

»Och«, sagte Rüdiger lächelnd, »findste? Finde ich eigentlich nicht. Es hat den Arm ja erwischt. Ich kann ihn so gut wie gar nicht bewegen, und im Moment sieht es auch nicht so aus, als würde sich das ändern. Hier, schau's dir an, ich kann gerade mal eine Gurke festhalten.« Er hielt die Gurke mit dem Arm, der unten aus der Jacke kam, und schnitt angelegentlich. Er grinste dabei die ganze Zeit. »Gurkehalten geht schon ganz gut, was meinst du?«, sagte er.

Ich grinste jetzt auch. »Ich bin zwar kein Experte im Gurkehalten«, sagte ich, »aber das sieht für mich als Laie schon sehr gut aus. Das ist 1-a-Gurkehalten.«

Rüdiger ließ den Arm wieder verschwinden und spießte mit der Gabel ein Stück Gurke auf.

»Wann hast du damit angefangen?«, fragte ich.

»Mit dem Gurkeschneiden?«, fragte er.

»Ja, wenn du so willst, mit dem Gurkeschneiden. Mit dem heimlichen Arm, meine ich.«

»Mein lieber Christian«, sagte Rüdiger, »der Arm ist nicht heimlich. Hier, willst du ihn noch mal sehen?« Er winkte unter der Trainingsjacke hervor.

»Das gibt es doch gar nicht«, sagte ich, zunehmend besser gelaunt, »wie viele Leute außer den Ärzten hier wissen, dass du einen zweiten Arm hast?«

Rüdiger nahm noch ein Stück Gurke. »Hm«, sagte er, »wenn wir noch länger hier sitzen, weiß Emil es vermutlich auch.« Er kaute genüsslich vor sich hin. »Obwohl Emil ein kluger Kopf ist. Er weiß es vermutlich seit dem ersten oder zweiten Tag.« Rüdiger grinste wieder und sagte: »Ist ja auch kein Geheimnis.«

»Das beantwortet meine Frage nicht«, sagte ich.

»Komm«, sagte Rüdiger, »lass uns bei mir auf dem Balkon eine rauchen gehen.«

Wir gingen in sein Zimmer im vierten Stock, es sah genau aus wie meins, Schreibtisch, Tisch, Bett, Würfelfernseher, der einzige Unterschied war, dass es keine schrägen Wände hatte und mit dem Aufzug zu erreichen war.

»Willste was trinken«, fragte Rüdiger, »es gibt guten und nicht ganz so guten Rotwein.«

»Nee, nee«, sagte ich, »ich trinke gerade keinen Alkohol. Wegen der Schmerzmittel.«

Rüdiger schenkte sich ein Glas ein, wir setzen uns auf den Balkon und schauten in die Dunkelheit. Das Licht im Zimmer hatten wir gelöscht, damit uns von unten niemand sehen konnte. Zwei erwachsene Männer beim heimlichen Rauchen. Wir unterhielten uns eine gute Stunde über dies und das, bis ich sagte: »Eins will ich noch wissen. Warum steht auf deinem Tischkärtchen ›Suppe schneiden‹?« Rüdiger schaute mich an. »Was glaubst du denn, was es heißt?«

»Naja«, sagte ich, »ich will mich jetzt wirklich nicht dumm stellen, ich habe oft drüber nachgedacht, wie über ein Rätsel. Und ich weiß es einfach nicht.«

Rüdiger schüttelte amüsiert den Kopf. »Mach's nicht so kompliziert«, sagte er, »es heißt, dass ich mittags die Suppe bekomme und mein Essen geschnitten werden muss.«

»Hm«, machte ich, es war wirklich eine verflucht einfache Lösung. Sie hätten für Menschen wie mich ein Komma zwischen die Wörter setzen können. »Und die Suppe schneiden sie nicht«, sagte ich. »Nö«, meinte Rüdiger, »die Suppe schneiden sie nicht.«

Wir rauchten dann noch ein paar Zigaretten, die Rüdiger in einem mitgebrachten Reiseaschenbecher mit Klappdeckel sammelte. Ich erzählte ihm, dass Waffenbrüder auf Englisch »brothers in arms« heiße und wir doch in diesem Fall ein ziemlich hübsches Wortspiel zusammenzimmern könnten.

»Oh«, sagte Rüdiger, »du bist jetzt wirklich schon eine ganze Weile hier. Du passt dich an.«

Den nächsten Tag begann ich in blendender Stimmung, meine Krise war erst einmal überwunden. Ich schmiss den Haufen Medikamente ein, ohne weiter darüber nachzudenken, frühstückte mit Ernst Käsebrote um die Wette und begab mich heiter in die Raucherecke. Hier war die Stimmung nicht ganz so heiter. Alle saßen still herum und rauchten vor sich hin, das war ungewöhnlich, denn normalerweise wurde sehr viel geredet, auch morgens, und wenn nur jemand ausführlich erzählte, dass er morgens kein Wort rausbringe (alle bestätigten dann wortreich, dass das für sie auch gelte).

Sogar Bettina und Gisela rauchten schweigend. Ich drehte mir langsam und sorgfältig eine Zigarette und setzte mich auf die Bank ohne Keilkissen.

»Wird Zeit, dass wir hier rauskommen«, sagte Gisela nach einer Weile. Ah, dachte ich, sie spielen wieder Knast, und heute steht auf dem Programm: Wenn's im Knast mal nicht so lustig zugeht. Na gut, von mir aus. Gisela wandte sich an mich: »Bei uns auf der Station sind jetzt schon zwei gestorben.« Ich schnaufte. »Scheiße«, war alles, was mir dazu einfiel. Nun war es ruhiger als ruhig, und wir waren ja auch nicht zum Spaß hier, nicht, um Knast zu spielen, nicht zum Sprüchereißen, nicht zum Zeitvertreib, weil sonst gerade nichts anliegt. Wir waren hier, weil wir krank waren, und manche waren so krank, dass sie hier starben.

»Und eine wird auch noch langsam verrückt«, sagte Gisela. Sie steckte sich eine neue Zigarette an, ich drehte mir auch gleich noch eine. Ich rauchte nie zwei Zigaretten hintereinander, aber jetzt war mir danach. »Die, die da verrückt wird«, sagte Gisela, »die stand gestern Nacht bei mir im Zimmer, mit Schal und Jacke, und hat gefragt, wo's hier zur U-Bahn geht. Drunter hatte sie nur das weiße Leibchen an, und als sie sich umgedreht hat, da hat man ihren blanken Arsch gesehen.« Alle lachten erleichtert, obwohl auch diese Geschichte natürlich eher erschütternd war. Aber das Bild eines blanken Arschs war einstweilen stärker als der Gedanke an den Tod.

3 Ich ging erst mal ins Thermalbad; um abzukühlen wäre in Anbetracht der Wassertemperatur das falsche Wort, sagen wir: um Wasser über den Kopf zu bekommen. Es war ein sonniger Tag, ich schwamm ein wenig herum, den Strömungskanal hob ich mir für später auf. Nach einer Weile war ich genug geschwommen und lungerte am Rand des Außenbeckens herum, wo ich mir von den dort eingelassenen Wasserdüsen die Waden massieren ließ. Dabei betrachtete ich in Ruhe die Frauen, die an mir vorbei ihre Bahnen zogen. Es dauerte eine Weile, bis mir auffiel, was an dem Bild nicht stimmte.

Dann sah ich es und fragte mich, wie ich es je hatte übersehen können: Sie hatten alle trockene Haare. Jede Frau in diesem Becken schwamm mit trockenen Haaren auf und ab. Einige – die mit langen Haaren – hatten sich die Haare aufgetürmt, das sah noch weit alberner aus als trockene kürzere Haare. Es wirkte, als balancierten die Frauen ihre Haare, so wie afrikanische Frauen Krüge auf dem Kopf balancieren. Das Bild war wunderbar, es verdrängte die trüben Gedanken des Morgens. Was ist schon der Tod, wenn man Frauen dabei zusehen kann, wie sie ihre Haare balancieren? Einige trugen Sonnenbrillen, und das machte den Auftritt dann vollends wunderbar.

Ich hätte mir eine Lautsprecherdurchsage gewünscht: »Liebe Frauen im Außenbecken, es ist verboten, seine Haare über dem Wasser zu balancieren. Bitte stellen Sie sicher, dass Sie Ihren Kopf dann und wann unter Wasser tauchen. Falls Sie sich fragen, warum, liebe Frauen: weil sonst der ganze Spaß am Schwimmen verloren geht. Wenn Sie den Kopf nicht unter Wasser tauchen, geht das zudem nicht als Schwimmen durch. Und wir sind ein Schwimmbad. Dies ist die letzte Warnung.« Aber es ertönte keine Durchsage dieser Art, auf und ab und ab und auf zogen die Köpfe an mir vorbei, und plötzlich war er da: der Wunsch, diese Sache zu regeln, wie man sie als Zehnjähriger geregelt hatte. Wenn im Freibad jemand so schwamm, dass seine Haare nicht nass wurden, war nach kürzester Zeit eine Eingreiftruppe beisammen, die sich der Sache annahm. Wir verteilten uns an strategisch wichtigen Punkten, und wenn die trockenen Haare sich näherten, setzten wir alle gleichzeitig eine Arschbombe ins Wasser, es war gewissermaßen ein Arschbombenteppich. Danach waren die Haare nass.

Hier in Bad Aibenhausen musste dieser Gedanke eine sentimentale Erinnerung bleiben, an Springen war mit meinem Rücken einstweilen nicht zu denken. Ernsthaft fragte ich mich allerdings, ob man nicht manche der Frauen einfach mal ohne Vorwarnung hätte tunken sollen. Vielleicht wäre es eine Befreiung fürs Leben gewesen.

Vor dem Mittagessen stand noch die Massage bei H. Hartz auf dem Programm, der mich gewohnt schweigsam behandelte. Plötzlich aber sagte er etwas. »Haben Sie gestern Frauenfußball gesehen?«, fragte er. Bei allem Respekt vor dem Frauenfußball, aber er hätte mich auch fragen können, ob ich gestern den Musikantenstadl, die Live-Übertragung der Debatte zur Föderalismusreform aus dem Bundestag, Kerner, ein paar Sendungen auf Home Shopping Europe, einen Softporno im Spätprogramm von Vox, Richter Alexander Hold oder eine Fernsehproduktion mit

Gaby Dohm UND Thekla Carola Wied angesehen hätte. Die Antwort wäre immer nein gewesen, weil mich diese Sendungen nicht interessieren. Ich weiß, dass viele von ihnen gute Einschaltquoten haben, jeder schaut halt, was er will. Ich selber höre bisweilen so fürchterliche Musik, dass die Leute lachen, ich bin da tolerant. Aber ich konnte H. Hartz, nun, da er endlich einmal sprach, den Gefallen nicht tun. »Nein«, sagte ich also.

»Warum das denn nicht, war doch ein Länderspiel«, fragte er, und ich bemerkte die leichte Entrüstung in seiner Stimme.

»Interessiert mich einfach nicht«, sagte ich, »tut mir auch immer wieder leid.«

»Aber Fußball mögen Sie schon?«, fragte er.

Diese Falle erkannte ich. Ich weiß genau, welche Diskussion die Folge eines Jas gewesen wäre, also log ich: »Nein, eigentlich nicht.«

»Ach so«, sagte H. Hartz, »jedenfalls, wenn man mit dem Fußballgucken mal anfangen will, da kann ich den Frauenfußball nur empfehlen. Ganz toll haben sie gestern gespielt, wirklich ganz toll.«

Für einen Mann, von dem ich bisher angenommen hatte, dass er auch ein Stück Holz im Wettbewerb »Wer spricht am längsten kein Wort« besiegt hätte (das Stück Holz hätte seinen Willen zur Kapitulation durch Vermoderung signalisiert), war er nun sehr eifrig dabei. »Wissen Sie«, sagte er, »im Männerfußball geht es nur schnell, schnell, und immer gibt es dann ein Foul. Bei den Frauen wird noch richtig gespielt. Fußball gespielt.« Er betonte das letzte Wort auf der zweiten Silbe.

»Hm«, brummte ich, »wie ist es denn ausgegangen?« Ich habe das genaue Ergebnis vergessen, aber Deutschland hatte so etwas wie 126:0 gewonnen, es war auf jeden Fall ein Ergebnis, das mit dem Spiel namens Fußball, das ich kannte, nichts zu tun hatte. »Die Deutschen gewinnen oft, oder?«, fragte ich. Das war insofern gemein, als ich weiß, dass sie sehr oft gewinnen.

»Ja, immer, wenn ich zuschaue«, sagte H. Hartz, »das macht es ja umso schöner.« Beherzt knetete er wie immer ausschließlich meine Schultern durch, und mittlerweile fand ich das sogar ganz gut, denn entspannte Schultern sind unwahrscheinlich angenehm.

Nach dem Mittagessen herrschte eine gewisse Aufregung in der Raucherecke. Erstaunlich, weil doch wieder ein Wochenende bevorstand, also eine Verkaufsausstellung am Samstag und Apathie am Sonntag. »Morgen ist Flohmarkt drüben im Thermalbad«, erläuterte Bettina. Ich ahnte, dass ich selbstverständlich wie alle anderen zum Flohmarkt pilgern würde, obwohl ich genau wusste, dass es von einem Flohmarkt in Bad Aibenhausen ziemlich genau nichts zu erwarten gab.

Horst aus Lemgo war auch da und ging allen auf die Nerven. Na gut, vielleicht ging er nur mir auf die Nerven. Gerade erzählte er, dass er Antikmärkte den Flohmärkten noch vorziehe, und schloss: »Ich sage ja immer: alte Möbel, junge Mädels.« Da es keine wirkliche Reaktion beim Publikum gab, walzte Horst seinen Vortrag aus. »Das ist immer schon meine Vorliebe«, beharrte er zunehmend selbstvergessen, und dann, als hätten es die anderen beim ersten Mal nur nicht richtig gehört, sagte er: »Also eins sage ich, das ist mein Motto: alte Möbel, junge Mädels.« Irgendwer musste nun wohl etwas sagen, und es war eine neu angekommene Frau mit Gehwagen, die erhebend sinnlos anmerkte: »Geht auch umgekehrt.«

Ich pustete den Rauch meiner Zigarette zu geräuschvoll

aus, weil diese Antwort wirklich herausragend war. Was würde Horst sagen? Er war kurz irritiert, aber nur kurz. Er spreizte sich wie ein Pfau, offenbar war ihm eine Antwort eingefallen. »Also«, setzte er an, »ich hab ja lieber einen SCHRANK von 1650.« Jetzt endlich, nach diesem Spruch, gab es einige dreckige Lacher der anwesenden Herren, und die Frage war natürlich, warum dann nicht auch der erste Witz gut genug gewesen war, um einen Lacher hervorzurufen. Schon seltsam, manchmal.

Am Freitag klang das Leben in der Klinik allmählich aus, die Anwendungsliste endete etwas früher als gewöhnlich, weil die Therapeuten ins Wochenende wollten. Die Feldenkrais-Gruppe war noch einmal verschoben worden, bei mir stand nur noch eine Wärmepackung auf dem Programm, und ich muss sagen, dass sich meine Freude in Grenzen hielt, als ich im Wartebereich auf Chef und Teile seines Clans traf.

»Christian, grüß dich«, sagte Chef, »das passt prima, dass du kommst. Also erstmal: Kannst morgen beim Weißwurstfrühstück mitmachen.«

»Gibt es das jeden Samstag?«, fragte ich besorgt.

»Aber ja«, sagte Chef, »und was viel besser ist: Jetzt biste mit uns bei der Fango. Ich regele gleich mal, dass du mit uns zusammen reinkommst, dann kannste das Lied mitsingen.«

Ich erinnerte mich daran, wie ich die ganze Gruppe fingerschnipsend in den Fango-Raum hatte gehen sehen. Mir schwante das Schlimmste. »Du, lass mal«, sagte ich, »ich habe ja den Termin erst in zehn Minuten.«

»Christian«, sagte Chef, »das ist überhaupt kein Problem, sieh das nicht so verkrampft.« Er wandte sich an die anderen. »Ist das nicht typisch deutsch?«, fragte er. Dann zu mir gewandt: »An dem Termin können wir doch was drehen. Was denkst du denn? Dann kannste mit uns rein.« Chef verschwand im Fango-Raum. Als er wieder herauskam, hob er beide Daumen und sagte: »Geht klar. Und es geht auch schon los.« Was sie genau vorhatten, wusste ich nicht, aber ich hatte das untrügliche Gefühl, dass ich auf keinen Fall dabei sein wollte. Nur: Was sollte ich tun? Davonhumpeln?

Wir warteten zwei weitere Minuten. Während der gesamten Zeit stimmten Chef und seine Leute »Ämmhhs« und »Oommhs« und »Hmmmms« an, als müssten sie sich freisingen. Dabei grinsten sie. Ich hing jetzt mit drin, und ich dachte mir: Was auch immer passiert, versuch einen Hauch Würde zu bewahren. Chef machte Bewegungen wie ein Dirigent, dann begann er mit den Fingern zu schnippen. »Wirste sehen«, rief er mir zu, »ist echt super. Ist'n Highlight in der ganzen Klinik.«

Aus dem Fango-Raum trat eine Frau und gab Chef ein Zeichen. »Meine Damen, meine Herren«, sagte er daraufhin, »es geht los.« Alle begannen erneut, ein »Oohhmmm«, anzustimmen, dann sagte Chef, während er schnipste: »One, two, three«, und dann stimmte die ganze Gruppe zur Melodie von »Tanze Samba mit mir« an: »Tanz den Fango mit mir, Fango, Fango, die ganze Nacht.«

Noch nie in meinem Leben habe ich bis dahin, glaube ich, so blöd aus der Wäsche geschaut – vielleicht das eine Mal noch, als mir Sandra Wagner mit 15 nach zwei erfüllten Wochen unserer Beziehung im Freibad eröffnete, sie liebe mich nicht mehr so wie am Anfang –, und Chef nutzte meine Verwirrung, er hakte mich unter, und so schritten wir mit den Fingern schnipsend (ich taumelte einfach mit, ich glaube, ich habe sogar das Humpeln vergessen), in den Fango-Raum. »Tanz den Fango mit mir«, sangen sie, »Fango, Fango, die ganze Nacht«, und bald auch »Liebe, Liebe, Liebelei, bald schon ist die Reha vorbei, tanz den Fango mit mir, Fango, Fango, die ganze Nacht.« Die Frauen im Raum für Wärmepackungen empfingen uns nicht mit ausgestreckten Mittelfingern, wie ich vermutet hatte, sondern mit Applaus.

»Die Fango-Gruppe«, rief eine, »herzlich willkommen.« Als wir alle den Raum erreicht hatten, tröpfelte der Gesang zum Glück allmählich aus, alle mussten nun sehen, auf welcher Liege ihnen ein Platz bereitet war, und sie mussten sich in viele Laken einpacken lassen, damit die Wärme der Fango-Packungen nicht verloren ging.

»Neues Band-Mitglied, oder?«, sagte die Frau freundlich, die mich einpackte.

»Das stimmt«, antwortete Chef auf der Liege nebenan, »er ist jetzt auch dabei.«

Als wir schließlich lagen und vor uns hin schwitzten, sagte Chef: »Das war jetzt aber mal ein Ding, oder?«

»Oh ja«, sagte ich, »das war ein Ding.«

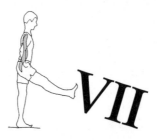

Sie haben ja wirklich was

1 Der zweite große Warnschuss meines Rückens im Herbst 1998 war eine genaue Kopie des ersten. Wieder spielte ich Fußball, wieder bemerkte erst ich selbst, dass ich begann, schiefer zu laufen, dann bemerkten es die anderen. Noch immer war ich der deutsche Verteidiger, aber ich hatte eine Mannschaft erwischt, in der aus unerfindlichen Gründen die Instinktstürmer, die Mittelfeldstrategen, die Außenbahnflitzer und selbst die Dribbler in höherem Ansehen standen als wir ehrlichen Verteidiger. Die Dribbler, herrje. Ich war wieder in Deutschland und also der Prophet im eigenen Land.

Ich wurde ausgewechselt, weil der Trainer sah, dass irgendetwas fundamental nicht in Ordnung war (das wäre mir in Schottland und auch in Irland, wo ich anschließend spielte, nie passiert). Selbstverständlich vertrat ich eine andere Ansicht als der Trainer und schnaubte ihn wütend an, als ich den Platz verließ. Unter Schmerzen ging ich zur Dusche, unter Schmerzen zog ich mich um, schließlich fuhr ich unter Schmerzen mit dem Rad zu meinem Kumpel Lehmann, bei dem ich wohnte, da ich nach zwei Jahren im Ausland noch keine neue Wohnung gefunden hatte.

Ich überredete Lehmann dazu, gemeinsam möglichst viele Biere zu trinken, da ich dachte, dass die Schmerzen dann bald verschwinden würden. Lehmann war skeptisch, er warnte mich einige Male, aber ich trank dennoch hoffnungsvoll das erste Bier. Alkohol als Schmerzmittel zu benutzen ist sicherlich das Dümmste, was man tun kann, aber mir erschien die Idee damals vollkommen plausibel. Als ich nach einer Weile vom Stuhl aufstehen wollte, bemerkte ich, dass ich meinen Körper nicht mehr aufrichten konnte. Ich konnte mich lediglich nach vorne beugen, als sei mir der Stuhl am Hintern festgewachsen. Lehmann fand das natürlich sehr komisch. Ich musste sogar selbst lachen trotz der Schmerzen, so albern wirkte es, wenn ich versuchte, einen Schritt zu machen. Das Biertrinken stellten wir ein, es war auch mir klar, dass ich in diesem Zustand nichts trinken durfte, sondern zum Arzt gehen musste.

Am nächsten Morgen krabbelte ich um halb acht unter Schmerzen auf die Rückbank eines Taxis. Montagmorgens ohne Termin beim Orthopäden: immer eine ganz schlechte Idee. Alle Sportverletzungen des Wochenendes versammeln sich montags in den orthopädischen Praxen, alle ohne Termin. »Das dauert«, sagte die Sprechstundenhilfe, »nehmen Sie bitte noch Platz.«

»Das geht nicht«, antwortete ich. In der Tat konnte ich nicht sitzen; ich fand überhaupt keine Position mehr, in der ich nicht große Schmerzen hatte. Das Wartezimmer war trotz der, wie ich damals fand, absurd frühen Stunde voll besetzt, dennoch kam ich bereits nach einer halben Stunde an die Reihe, wofür ich sehr dankbar war, auch wenn ich die Blicke der Wartenden spürte. »Was soll das«, dachten sie, »kommt nach mir rein, der Arsch, und kommt vor mir dran. Mir doch egal, was der hat. Zuerst ist zuerst.« Das nächste Mal tauschen wir einfach, dachte ich.

Die Orthopädin kannte ich, sie hatte mal vor einigen Jahren mein rechtes Knie angeschaut. »Knie sind mein Hobby«, hatte sie damals gesagt, Rücken waren es leider nicht. »Hm«, sagte sie, »weiß auch nicht so genau, was das sein soll. Für Bandscheibenprobleme sind Sie viel zu jung. Hatten Sie viel Stress in letzter Zeit?« Etwas zu gereizt sagte ich, dass ich kein bisschen Stress hatte in letzter Zeit, woraufhin für sie klar war: Der Mann hat Stress. Sie gab mir eine Spritze, die leidlich half, und sagte, ich solle Mitte der Woche wiederkommen, wenn es nicht besser würde.

Mitte der Woche war ich wieder da, ebenso Ende der Woche. »Na gut«, sagte sie schließlich, »machen wir halt eine Kernspin-Aufnahme.«

Die Wartezeit vertrieb ich mir damit, alle zwei Tage wegen einer Spritze bei der Ärztin vorbeizuschauen, die immer sicherer zu sein schien, dass es sich bei mir um einen gestressten jungen Mann handelte, der sich und die Dinge viel zu wichtig nahm und deshalb Rückenschmerzen hatte. Auf der Kernspin-Aufnahme war dann eine Bandscheibenvorwölbung zu sehen. »Oh«, sagte die Ärztin, »Sie haben ja wirklich was. Dann wollen wir da aber mal schleunigst rangehen.«

Ich kann der Ärztin ihr Vorgehen nicht wirklich verübeln. Dass Rückenschmerzen psychische Ursachen haben können, ist allgemein bekannt. Je nachdem, wo man nachliest, liegen bei bis zu rund 75 Prozent der Fälle psychische Ursachen dem Schmerz zugrunde. Dass ein nicht einmal 30 Jahre alter, sportlicher Mann ein kleines, aber doch ernsthaftes Bandscheibenproblem haben sollte, erschien der Ärztin zu Recht als eher unwahrscheinlich. Dazu kommt, dass Rückenschmerzen selbst dann nicht von der Bandscheibe kommen müssen, wenn auf dem Bild eine Vorwölbung oder ein Vorfall zu sehen ist. Es gibt den Fachterminus »Failed Back Surgery«, der fehlgeschlagene Bandscheibenoperationen beschreibt. Darunter werden viele Gründe dafür zusammengefasst, warum es nach der OP keine Besserung gibt, und einer ist eben, dass der Schmerz im Rücken nicht von der Bandscheibe herrührte, sondern andere Ursachen hatte. Zum Beispiel psychische.

An eine Operation dachte natürlich damals in meinem Fall kein Mensch, ich ganz zuletzt. Zum ersten Mal durchlief ich das übliche Programm, das mir später ein treuer Begleiter werden würde: Schmerztherapie und Krankengymnastik. Zur Schmerzlinderung hatte die Ärztin eine Methode, auf die ich später nie wieder gestoßen bin: Sie gab Aspirin intravenös. Jeden Tag kam ich in die Praxis und bekam eine Infusion, was dazu führte, dass ich bald Unterarme hatte wie ein fortgeschrittener Junkie. »Ich weiß auch nicht, warum es intravenös besser wirkt«, sagte die Ärztin, »aber meine Erfahrung zeigt, dass es so ist.« Und es stimmte: Es ging mir zunehmend besser, bald, nach knapp zwei Wochen, war der Schmerz fast vollständig verschwunden.

In der Krankengymnastik lernte ich, wie wichtig es ist, die verschiedenen Muskeln zu dehnen, sich richtig zu halten, richtig zu heben, also, wie die Therapeutin sagte: richtig zu leben.

Das war der zweite Warnschuss, ich hatte ihn gehört, und ich nahm ihn eher ernst.

Als ich ein Jahr später dennoch wieder schief stand vor Schmerzen – diesmal waren sie aus dem Nichts gekommen, ich hatte nicht einmal Fußball gespielt –, war die Ärztin im Urlaub. Ihr Kollege war da. Während ich bereits in einem Behandlungszimmer lag, konnte ich hören, wie der Arzt nebenan telefonierte. Er war nebenbei auch Präsident eines örtlichen Sportklubs, und da am Wochenende ein großes Spiel anstand, musste er eine Zusatztribüne organisieren. Er telefonierte rund eine Dreiviertelstunde in Sachen Tribüne (»Hauptsache, das Ding steht da, mir doch egal, wer das baut. Nehmen Sie halt Studenten«); selbstverständlich war das Wartezimmer randvoll, da nur ein Arzt in der Praxis war, in der sonst zwei Menschen die hohe Kunst der Orthopädie praktizierten. Die Wartenden draußen dachten vermutlich: Warum hält der Schwachkopf mit dem krummen Rücken den Arzt so lange auf. Gottverdammter Egoist. Ich dachte: Steht nicht im Hippokratischen Eid der Ärzte was davon, dass das Aufstellen von Zusatztribünen außerhalb der Sprechstunden zu organisieren ist?

Als der Arzt ins Behandlungszimmer kam, schien er gar nicht mal so viel Zeit zu haben. »Rücken, hm«, sagte er. Wie lange ich denn gern krankgeschrieben wäre – er hielt mich offensichtlich für einen Blender.

»Gar nicht«, sagte ich.

»Hmhm«, sagte er, »legen Sie sich mal auf die Seite.« Ich drehte mich mühsam auf die Seite. Überfallartig ruckelte der Arzt so an mir herum, dass ich dachte, alle Knochen in meinem Körper springen an einen neuen Ort. »Wie ist das?«, fragte er.

»Ooh«, ächzte ich.

»Hmhmhm«, sagte er. Von einer Sprechstundenhilfe ließ er eine Spritze mit einer schwertlangen Nadel aufziehen. »Jetzt piekt es kurz«, sagte er.

»Was ist denn da drin?«, fragte ich.

Dann piekte es kurz, als habe er mir ein Messer in den Rücken gerammt, um endlich Zeit zu haben für die Zusatztribüne. »Vitamine«, sagte er, »jetzt wird es schon wieder.«

»Kann ich noch Krankengymnastik verschrieben haben?«, fragte ich.

»Och nee«, sagte er, »immer wollen alle Krankengymnastik haben.«

Warum wohl, dachte ich, vielleicht, weil die Krankengymnastinnen (und auch die paar Männer in dem Beruf) nicht mit Zusatztribünen beschäftigt sind?

»Na gut«, sagte er dann, »aber nur viermal.«

Ich verließ die Praxis mit noch größeren Schmerzen als vorher. Mühsam stieg ich die Treppe hinunter. Während ich dann, immer noch schief, die ersten Meter auf dem Weg zu meiner Wohnung ging, merkte ich, wie mein Rücken sekündlich besser wurde. Nach 200 Metern ging ich wieder aufrecht. Nach 300 Metern hatte ich überhaupt keine Schmerzen mehr. Meine Laune, oh Mann, meine Laune, ich begann zu trippeln und zu hüpfen, ich war schmerzfrei und glücklich. Der Mann war ein Gott, keine Frage. Ein bisschen Ruckeln und Vitamine – das war's. Scheiß doch auf die Zusatztribüne, ach was, ich würde hingehen und mich draufsetzen.

Bis heute frage ich mich, was er mir da wohl gespritzt hat.

2 In den folgenden Jahren hatte ich vermutlich immer Rückenschmerzen, schwer zu sagen, denn ich bemerkte sie nicht. Oder sagen wir: Ich ignorierte sie, und bald war mir das Ignorieren so sehr zur Gewohnheit geworden, dass ich vergessen hatte, woher meine teils seltsamen Angewohnheiten stammten. Ich schlug mir zum Beispiel immer wieder sehr fest auf den linken Oberschenkel, weil der Schmerz vom Rücken aus ins Bein zog. Diesen Zusammenhang stellte ich jedoch nicht her, da ich im-

mer wieder einmal, phasenweise auch jeden Tag, einen Schmerz im Bein fühlte. Wenn ich auf die Muskeln schlug, wurde es besser. Menschen, die mich in den folgenden Jahren kennenlernten, hielten es für einen Tick. Erst im Nachhinein ist mir klar, was ich da jahrelang getan habe: Ich habe die Schmerzen nicht nur ignoriert, ich habe sie mit anderen, kalkulierbaren Schmerzen übertüncht. Viel später, als ich tatsächlich frei von Schmerzen war, ein knappes Jahr nach meinem Aufenthalt in der Reha-Klinik, habe ich innerhalb kurzer Zeit einen Zehn-Stunden-Flug und eine Zehn-Stunden-Autofahrt hinter mich gebracht. Danach hatte ich leichte Rückenschmerzen, wie das eben so ist, nach solchen Belastungen, das geht jedem so. Plötzlich wusste ich: Genau so hat sich dein Rücken während der vergangenen zehn Jahre angefühlt. Ich hatte es nicht mehr als Schmerz eingeordnet, sondern als Normalität.

Ich war lange damit durchgekommen. Fußball spielte ich ab 30 nur noch in Freizeitmannschaften, also mehr oder weniger ohne Körper und ohne Fouls (also nicht wirklich Fußball, würde ich als Verteidiger sagen). Wenn der Schmerz doch mal zu groß wurde, nahm ich viel Aspirin, in Erinnerung an die Ärztin aus der kleinen Stadt, die mir damals geholfen hatte. Aspirin und Ruhe, dann ging es schon. Ich fühlte mich nicht krank, und wenn mich jemand gefragt hätte, ob ich ein Rückenproblem habe, dann hätte ich geantwortet: »Klar, aber eins, das ich im Griff habe.« Ich hatte diese Vorwölbung, ich wusste also, dass ich zumindest ein bisschen würde aufpassen müssen. Sonst war alles so weit klar.

Oft haben mich Freunde später gefragt, wie es denn kam, dass ich plötzlich so sehr außer Gefecht war. Sie stellten sich vor, dass es einen Moment gab, an dem es anfing, wie bei jemanden, der von einer Gewehrkugel getroffen wird. Aber so war es nicht.

Ich war 35 Jahre alt, als ich bemerkte, dass mein Körper wieder schief stehen wollte. Es wurde Tag für Tag ein wenig schlimmer, immer nur ein wenig. Es war wie das Katzmeier-Experiment mit dem schnellen Fahren; immer kam ein bisschen was dazu, und die Frage war, wann ich reagieren würde. Ich stand morgens nach einer schlaflosen Nacht auf und stellte fest, dass ich überaus unbeweglich war. Der Schmerz zog nach rechts. Seltsam, dachte ich, er war immer nach links gezogen, immer. Schnell hatte ich ein Verfahren entwickelt: Ich humpelte die Muskeln warm, indem ich einmal unter Schmerzen um den Block lief. Zurück in der Wohnung, hielt ich mich am Tisch fest. Dann beugte ich mich so weit nach rechts, wie es ging. Leider litt ich dabei Schmerzen, so sehr, dass ich schrie (gewöhnlich so was wie: Aaargh, du verdammtes Schwein!), aber wenn ich mich weit genug nach rechts gebogen hatte, war der Schmerz vorbei. Wunderbar, dachte ich, nur eine Blockade, nichts Ernstes. Warum rechts? Mir vollkommen egal.

Es kam der Tag, da die Blockade so nicht mehr zu überwinden war. Ich ging zum Arzt. »Wie lange haben Sie das schon«, fragte er. Ich sagte ihm alles. Standardprogramm: erstmal spritzen. Nach zwei Tagen war ich wieder da. »Wir brauchen ein Kernspin«, sagte er.

Auf den Termin bei der Kernspin-Tomographie wartete ich drei Wochen, weil vorher für Kassenpatienten nichts frei war. Ich verbrachte diese Zeit mehr oder weniger unbeweglich zu Hause. Freunde kauften für mich ein und kochten. Was ich ohne sie getan hätte, weiß ich nicht. Ansonsten nahm ich all die Schmerzmittel ein und saß die

Tage ab. Wir brauchten einen Befund, bevor es weitergehen konnte.

Nach etwas mehr als drei Wochen hatte ich ihn endlich: zwei Bandscheibenvorfälle. L3/L4 und L4/5. »Dass Sie da was haben, war mir klar«, sagte der Orthopäde, »aber dass Sie das haben...« Dass Menschen Rückenschmerzen haben, überrascht keinen Arzt, es ist die Klage Nummer eins. Dass jemand aber tatsächlich einen oder gar zwei Vorfälle hat, überrascht sie dann doch immer wieder, obwohl ich auf meiner Rückenreise den Eindruck gewonnen habe, das halbe Land liefe mit vorgefallenen Bandscheiben herum.

»Das kriegt man heutzutage prima in den Griff«, sagte die Röntgenärztin. »Das müsste klappen«, sagte die wunderbare Krankengymnastin. »Ich bin optimistisch«, sagte der Orthopäde. Er gab sich wirklich Mühe, er versuchte, sich im Rahmen seiner Möglichkeiten Zeit zu nehmen, an seinem Gesicht glaubte ich bisweilen zu sehen, dass er mitlitt. Den Spritzen folgten Infusionen, leider nicht bloß mit Aspirin (die Geschichte von den Aspirin-Infusionen amüsierte den Arzt sehr), sondern mit Novalgin und Kortison, wenn ich mich recht entsinne. Es begann eine Geschichte von Fortschritt und Rückfall. War es nach zwei Wochen etwas besser, verflüchtigte sich der gesamte Fortschritt innerhalb von wenigen Stunden, und alles begann wieder bei null. Zusätzlich strahlte es jetzt wieder nach links, nur stärker als je zuvor.

In die letzte Phase trat ich an meinem 36. Geburtstag ein. »Schon wieder schlechter?«, fragte der Arzt teilnahmsvoll, als er den Raum betrat. Ich nickte. Mittlerweile war ich ein wenig mürbe, aber immer noch kampfbereit.

»Ich glaube, ich muss Sie in die Neurochirurgie überweisen«, sagte er, »es hilft ja nichts, so können wir nicht weitermachen.«

»Oh nein«, sagte ich entschlossen, »ich gehe ganz sicher nicht ins Krankenhaus. Das kriegen wir so hin, ich weiß es.«

»Ich bin mir da nicht mehr so sicher, muss ich Ihnen sagen. Es ist ja keine Lösung, Sie permanent unter Schmerzmitteln zu halten.« Er schaute in seinen Computer, dann schaute er mich an und sagte: »Sie haben ja heute Geburtstag. Na, herzlichen Glückwunsch«, und das klang so absurd, dass wir beide lachen mussten. Na, herzlichen Glückwunsch, in der Tat. Der Arzt bestand darauf, dass ein Neurologe einen Blick auf das Ganze werfe, um zu sehen, inwieweit der Nerv im Bein bereits geschädigt war. »Versuchen Sie vielleicht, heute Nachmittag noch dranzukommen, spätestens aber morgen. Das muss jetzt schnell gehen.«

Dieser Anruf zählt zu meinen Lieblingserfahrungen. Ich stellte mich vor, beschrieb das Problem und bat um einen Termin.

»In welche Sprechstunde kommen Sie denn?«, fragte die Frau am Telefon.

»Das will ich ja gerade mit Ihnen ausmachen«, sagte ich.

»Ja, und in welche Sprechstunde kommen Sie?«

»In die nächstmögliche, von mir aus heute noch.«

»Kommen Sie in unsere private oder in die allgemeine Sprechstunde«, präzisierte die Frau.

»Oh, ach so«, sagte ich etwas verwirrt, »also, ich bin bei der AOK versichert.«

»Einen kleinen Moment, bitte.«

Ich wartete einen kleinen Moment. Dann bot mir die Frau einen Termin in acht Wochen an.

»Aber mein Arzt hat gesagt, das soll so schnell wie möglich passieren, es geht darum, ob operiert werden muss oder nicht.«

»Dann müssen Sie wohl noch einmal mit Ihrem Arzt reden«, sagte die Frau. Damit war das Gespräch beendet.

Acht Wochen. Ich äffte den Ton der Frau nach: »In welche Sprechstunde kommen Sie denn? In die für Arschlöcher oder Gehirnamputierte?« Ich konnte es nicht fassen. Acht Wochen. Ich rief also wieder in der orthopädischen Praxis an. Eine Stunde später erhielt ich einen Anruf aus der neurologischen Praxis. Morgen, acht Uhr, und bitte pünktlich, ja?

Ich war pünktlich und spürte eine gewisse Kälte, als ich meine AOK-Karte abgab. Es fühlte sich an wie: Ah, der Arsch, der sich reingedrängelt hat. »Bitte nehmen Sie noch kurz Platz«, sagte die Frau am Empfang. Ich nahm vier Stunden Platz, dann kam ich an die Reihe.

»Ziehen Sie mal Schuhe und Hose aus«, begrüßte mich der Neurologe. Etwas verwirrt zog ich zunächst meinen Pullover aus.

»Ich habe gesagt, Schuhe und Hose«, sagte der Arzt, »kommen Sie, wir haben nicht ewig Zeit.«

Ich sollte mich auf einer Liege platzieren, was ich mühsam tat. Nach vier Stunden Sitzen im Wartezimmer war ich vollkommen unbeweglich geworden. Vor Schmerzen schwitzte ich, aber ich versuchte, mir nichts anmerken zu lassen. »Was schwitzen Sie denn so?«, fragte der Arzt angewidert.

»Schmerzen«, sagte ich, aber die Antwort interessierte ihn nicht. Er maß mit einem elektrischen Gerät an meinem linken Bein herum, dann befahl er, ich solle einige Schritte gehen. Ich humpelte auf und ab.

»Gehen Sie immer so?«, fragte er spöttisch.

Wenn ich körperlich dazu in der Lage gewesen wäre, hätte ich ihm jetzt ohne Warnung eins auf die Fresse gegeben. Ich neige überhaupt nicht zu Gewalt, aber dass ich mich hier in dieser Weise demütigen lassen musste, dass ich unter Schmerzen und halbnackt vor einem Arzt paradierte, dem ich so was von scheißegal war und der mich das sehr bewusst sehr deutlich spüren ließ – es war zu viel.

Ein richtig hübsches Ding hätte ich ihm gezogen, noch heute gibt mir die Vorstellung ein gutes Gefühl, wie meine Faust auf seiner Nase landet. Neurologen, das beschloss ich in diesem Moment, hat Gott aus einem Haufen Scheiße geformt, den er noch übrig hatte, als der Rest der Welt bereits fertig und halbwegs gelungen war. »Soll nichts umkommen«, mag der Schöpfer allen Seins gedacht haben, »und so ein paar richtige Arschlöcher können gar nicht schaden.«

Später musste ich, wie in so vielem, Abbitte leisten, denn ich lernte einen Neurologen kennen, der kompetent, teilnahmsvoll, entschlusskräftig, humorvoll, interessiert und klug war, kurzum: ein perfekter Arzt.

»Nein, ich gehe nicht immer so«, sagte ich zu dem Arschloch, »was soll die Frage?«

»Hat mich interessiert, sieht aus wie bei einem Cowboy, der zu lange auf dem Pferd gesessen hat.«

Mit dem Befund: noch keine OP, aber infiltrieren, kehrte ich zum Orthopäden zurück. Infiltrieren heißt im Grunde nichts anderes als Spritzen, nur wird der Begriff gern benutzt fürs Spritzen unter irgendeiner Form von Bildkontrolle, in diesem Fall: unter CT-Kontrolle. Eine Nadel wird kontrolliert an den Nerv im Rücken geschoben, dann wird gespritzt. Die zwei Wochen, bis ich dran war, verbrachte ich in meiner Wohnung. Freunde kauften für mich ein.

Ganz allmählich ging es mir besser. Die Infiltration erwies sich als überaus schmerzhaft, ich ließ einen soliden

Fluch vom Stapel, als der Arzt die Flüssigkeit in den Körper drückte. Es war ein anderer Arzt als der, der mich bis dahin behandelt hatte. Wir verstanden uns gleich bestens und stellten fest, dass wir einige gemeinsame Bekannte hatten; in knapp drei Wochen sollte ich zur Kontrolle vorbeikommen. Ich war nun guter Hoffnung. Zwei Wochen später ging ich endlich wieder arbeiten, es war eine Freude, die Kollegen zu sehen, es war eine Befreiung, nicht mehr in meiner Wohnung eingesperrt zu sein. Es ging mir nicht direkt blendend, aber viel besser.

Montags stand mein Kontrolltermin bei dem netten Arzt an, ich freute mich darauf, gute Kunde überbringen zu können. Sonntagsmorgens stand ich im Badezimmer und musste heftig niesen. Sofort bemerkte ich, dass sich durch das Niesen etwas verändert hatte, plötzlich hatte ich wieder Schmerzen, und großer Gott, was waren das für Schmerzen. Ganz langsam, wie eine Zugbrücke, die nach unten gedreht wird, schob sich mein Körper nach vorn, ich konnte nichts dagegen tun. In die Vorwärtsbewegung mischte sich eine Bewegung zur Seite, und als die Bewegung abgeschlossen war, stand ich nach vorn gebeugt, die Nase auf Höhe des Waschbeckens, nach rechts verschoben. Ich schwitzte, ich war nass wie nach einem Regenguss, und ich schrie. Ich humpelte ins Wohnzimmer und nahm, was an Tabletten noch übrig war. Ich hatte sie erst drei Tage zuvor abgesetzt, und zum ersten Mal in all den Wochen und Monaten war ich wirklich verzweifelt. Schon wieder zurück auf null, oder genauer: Ich war weiter zurück als je zuvor. Rücken und Bein taten höllisch weh, ich war den Tränen nahe, vor Schmerzen, vor Verzweiflung und vor Wut.

Ich hätte Sonntagsdienst in der Zeitung gehabt. Ich rief

an: »Kann nicht kommen.« Mein Chef sagte: »Ich komme vorbei und hole Sie ab. Sie müssen ins Krankenhaus.«

»Mit Sicherheit nicht«, presste ich hervor, »aber vielen Dank für das Angebot.«

Auf einem Stuhl, gestützt auf den Tisch, fand ich eine halbwegs erträgliche Position. Liegen war unmöglich, das kannte ich bereits, ich hatte in den vorangegangenen Phasen immer wieder mal mehrere Tage und Nächte fast ohne Schlaf verbracht. Es folgte ein schrecklicher Tag, an den sich eine furchtbare Nacht anschloss, und am Morgen wusste ich, dass es keinen Ausweg mehr gab. Gegen neun rief mein Chef an. »Und, soll ich kommen?«

»Ich brauche noch etwas Bedenkzeit«, schnaufte ich.

Krankenhaus. Ich hatte einen Horror davor. Aber noch so ein Tag? Noch so eine Nacht? Vielleicht könnten sie mich da ja kurz fitspritzen, und dann würde ich wieder nach Hause fahren. Ja, das war eine gute Idee. Ich rief meinen Chef an. »Bin in zehn Minuten da«, sagte er.

3 Ich hätte nie gedacht, dass ich mal einen solchen Satz zu Papier bringen würde, aber hier ist er, und ich meine ihn ernst: Im Krankenhaus war es so großartig, dass ich es kaum glauben konnte. Es fing natürlich eher verhalten großartig an. Unter mittlerweile absurden Schmerzen schleppte ich mich in die Klinik. Mein Chef wollte mich in einem Rollstuhl fahren, was ich ablehnte, aus Stolz, wie wunderbar albern. Am Empfang sahen sie, dass es mir gar nicht so gut ging; man werde sich beeilen, versicherten sie, bald sei der Rückenfachmann frei.

Der Rückenfachmann untersuchte und befragte mich eine halbe Stunde lang. So lange hatte noch niemand für mich Zeit gehabt.

»Schlage vor, dass Sie hierbleiben«, sagte er.

»Nee, nee«, sagte ich, »können Sie mich nicht fitspritzen?«

»Bin ich völlig dagegen, aber wenn Sie darauf bestehen, kann ich Sie nicht zwingen. Dann versuchen wir es ambulant. Sie müssten allerdings jeden Tag hierherkommen.«

»Geht schon«, sagte ich.

Der Arzt muss mich für einen wirklichen Idioten gehalten haben, aber er blieb ruhig. Er kannte Idioten wie mich offenbar zur Genüge. Zum Spritzen – diesmal unter Bildwandlerkontrolle – sollte ich mich auf den Bauch legen. Ich versuchte es unter Flüchen, in denen ich die Wörter »Scheiße«, »verdammt« und »Gott« in immer neuen Zusammenstellungen arrangierte. Schließlich gab ich auf. »Okay« sagte ich schwach, »wenn das Angebot noch steht, würde ich gerne hierbleiben.«

Der Arzt orderte ein Männerbett in der Orthopädie. »Das ist das einzig Richtige«, sagte er nachgerade sanft, »es ist gut, dass Sie jetzt hier sind.« Ich wusste, dass er Recht hatte.

Er geleitete mich noch zur Anmeldung, wo eine Frau meine Daten aufnahm. »Soll Sie jemand abholen?«, fragte sie, als wir fertig waren.

»Geht schon, wenn Sie mir sagen, wo ich hinmuss.«

Sie erklärte es mir. Ich hatte mich 20 Meter vorwärtsgeschleppt, als mich ein Arzt entdeckte, der vorher bei der Untersuchung kurz vorbeigeschaut hatte. Er kam herüber, legte mir die Hand auf die Schulter und sagte: »Warten Sie hier. Nicht bewegen.« Dann holte er einen Stuhl. »Sie werden gleich abgeholt.« Nach zwei Minuten kam ein Mann mit einem Rollstuhl.

Nun war es also soweit, ich musste mich in einem Rollstuhl durch ein Krankenhaus fahren lassen. Mann, war ich froh, als ich eine halbwegs erträgliche Position in dem Rollstuhl gefunden hatte und nicht mehr laufen musste. Den Rollstuhl zu akzeptieren – das war der letzte Schritt, der mir noch gefehlt hatte. Von nun an würde ich mich behandeln lassen, bis ich wieder vollkommen hergestellt war. Und ich würde alles tun, was die Ärzte vorschlugen. Na ja, fast alles, denn irgendwie habe ich es geschafft, bereits am nächsten Tag auf dem Balkon eine zu rauchen.

Als Erstes wurde ich auf der Station sehr freundlich begrüßt, dann ließ mir ein Pfleger etwas reinlaufen, das er »unseren Schmerzcocktail« nannte. Zusätzlich bekam ich einen Haufen Tabletten, und bald schon konnte ich wieder einen Gedanken fassen, der über die Wörter »Schmerz« und »Scheiße« hinausging. Ich hatte meinem Chef den Hausschlüssel mitgegeben, den mein Freund Edi bei ihm abholte, um mit ein paar Sachen aus meiner Wohnung ins Krankenhaus zu kommen. Er brachte zudem eine nachtblau glänzende Trainingshose mit zwei Streifen. »Schenke ich dir«, sagte er grinsend, »so was trägt man im Krankenhaus.«

In den folgenden Tagen hatte ich den Eindruck, dass wirklich alles getan wurde, um mir zu helfen. Schwestern und Pfleger kümmerten sich, ich wurde ins Entspannungsbad gefahren, zur Warmpackung, zur Strombehandlung (die mir tatsächlich half, weil ich bereit dazu war), zum Infiltrieren, die Krankengymnastin kam mehrmals vorbei. Eine neue Kernspin-Aufnahme wurde erstellt, nach zwei Tagen war, so schien es mir, bereits mehr passiert als vorher in Wochen und Monaten. Da mein Zimmernachbar privat versichert war, kam jeden Tag der Chefarzt vorbei, und da er schon mal im Zimmer war, sah er mich auch immer noch kurz an.

Sie denken vermutlich, dass ich ein fettes Bestechungsgeld vom Lobbyverband der Krankenhäuser eingesackt habe, damit ich so schwärme. Habe ich nicht.

Im Übrigen bin ich der Ansicht, dass alles an Personal in Krankenhäusern mehr Geld bekommen muss, zuerst die Schwestern und Pfleger, aber auch alle anderen, und ja, natürlich auch die Ärzte.

Das Beste am Krankenhaus war mein Zimmernachbar, ein 78 Jahre alter Mann namens Heinrich Otto von Bergeler. Als sie ihm plötzlich ein zweites Bett in sein Zimmer stellten, schaute er ziemlich mürrisch, und bald fragte er eine Schwester, ob er als Arzt oder als Privatpatient verzeichnet sei. Er wollte damit natürlich zu verstehen geben, dass man mich irgendwo anders hinlegen könnte, zum Beispiel zu Feld-Wald-und-Wiesen-Privatpatienten, die nicht auch noch Kollege waren. »Als beides«, antwortete die Schwester vergnügt. Im Laufe der Zeit freundeten wir uns ein wenig an. Es stellte sich heraus, dass Bergeler lange als Psychotherapeut gearbeitet hatte, dann aber den Beruf drangegeben hatte, weil er lieber als Performance-Künstler wirkte.

Abends schauten wir grundsätzlich Arte oder 3sat, es schien, als habe Bergeler alle anderen Programme aus dem Gerät operiert oder sie überredet, eine Weile zu verschwinden. Beide standen wir morgens gegen halb sieben Uhr auf, und es war bald ein Ritual, dass ich schon mal Kaffee für uns besorgte, weil es Frühstück erst gab, wenn der Tag schon halb rum war, also gegen acht. Tagsüber tauschten wir Zeitungen aus, wenn ich gerade mal auf dem Zimmer war; allzu oft war ich ja nicht da, weil dauernd daran gearbeitet wurde, dass es mir besser ging. Viermal war ich allein beim Infiltrieren, und die spritzenden Ärzte dürften sich ziemlich über meine Flüche amüsiert haben.

Es waren alberne Flüche, die ich ausstieß, aber es tat

allein schon schweineweh, einfach auf dem Bauch zu liegen, dazu kam der Schmerz, wenn das jeweilige Mittel sich über den Nerv ergoss. Einmal schrie ich auf Englisch »Jesus Motherfucker« so laut, dass man es vermutlich im angrenzenden Wohnviertel noch hören konnte. Zumindest aber konnte man es vor der Tür hören, wo die Patienten saßen, die als Nächste dran waren. Die Behandlung fand im Gipsraum statt, weil dort der Bildumwandler stand, mit dem die Position der Nadel kontrolliert wurde, und die Patienten draußen warteten einfach nur auf einen Gips – als ich herausgefahren wurde, konnte ich an ihren Gesichtern sehen, dass sie sich nun ernsthafte Sorgen bezüglich der hier üblichen Methoden des Gipsanlegens machten.

In Bergelers Performances stand gern mal ein Hut im Mittelpunkt. Ich bin ein ziemlicher Ignorant, was diese Art von Kunst angeht, aber wenn Bergeler erzählte, amüsierte ich mich prächtig. Er hatte unzählige Sinnsprüche zum Thema Hut gesammelt. »Alles unter einen Hut bringen«, »Das ist ein alter Hut«, »Da geht einem ja der Hut hoch«, »Dem Bürger fliegt vom spitzen Kopf der Hut«, und immer so weiter, seitenweise ging es in einem seiner Notizhefte um Hüte. Das war alles so herrlich sinnlos, dass es mich begeisterte, ich habe sehr viel übrig für sinnlose Unterfangen.

Er plante bereits mit großem Eifer eine neue Performance, einmal waren zwei Menschen zu einer Vorbesprechung da, und sie behandelten Bergeler wie einen der großen alten Meister. »Im Mittelpunkt wird ein sehr großer, drei Meter hoher Hut stehen«, erläuterte Bergeler. Ich tat so, als wäre ich in die Zeitung vertieft, und hörte zu. »Von dem Hut gehen zwölf Linien aus, die zu zwölf Punkten führen.« Soso, dachte ich, zwölf Punkte, kreisförmig angeordnet – das Prinzip kam mir bekannt vor, das war nicht von ihm. Leider habe ich vergessen, was genau an den Punkten passierte, es lief ungefähr darauf hinaus, dass Bergeler an jedem der Punkte etwas tun würde. Ich glaube, er malte etwas auf den Boden. »Ich hoffe«, sagte er würdevoll zu den beiden Gästen, einem Mann und einer Frau, die offenbar die Veranstalter waren, »es ist das, was Sie sich vorgestellt haben.«

»Herr von Bergeler«, hauchte der Mann, »es ist viel mehr als das. Es ist großartig.« Bergeler wirkte den ganzen Tag überaus zufrieden.

Leider war nicht ganz klar, wie er das Herumlaufen in der Installation (ich nenne sie jetzt mal so) bewerkstelligen wollte, da er wegen seines Knies im Krankenhaus war. Man hatte ihm etwas mit dem vielsagenden Namen Gelenktoilette verpasst, was wohl hieß, dass das Kniegelenk endoskopisch gesäubert wurde. So habe ich es verstanden, vielleicht bedeutet Gelenktoilette auch etwas vollkommen anderes. Als wir rund eine Woche gemeinsam verbracht hatten und ich die tollsten Fortschritte hinlegte (ich konnte wieder bis zu 100 Meter gehen), kam Bergeler immer noch kaum vorwärts. Das betrübte ihn, und es tat mir leid, ihn so zu sehen.

Am Samstag kam ein Assistenzarzt zur Visite, der sich viel Zeit für uns beide nahm. Fast schien es, als habe ihn jemand geschickt, damit wir mal in Ruhe über die Zukunft und das Leben an sich sprechen könnten. Diese Ärzte – sie verblüffen einen immer wieder. Er verstand sofort, dass Kunst für Bergeler wichtig war. Ich weiß, dass das widersinnig klingt, aber es gelang ihm einfühlsam, das Thema künstliches Kniegelenk zur Sprache zu bringen. Bergeler gefiel das gar nicht. Er wolle darüber nachdenken, sagte er.

Von mir ließ sich der Arzt ausführlich schildern, wie es mir mit dem Rücken bisher ergangen war; er fragte mehrmals nach, er wollte die ganze Geschichte hören, von den Anfängen mit 20 bis zu diesem Tag. Ich weiß, dass das widersinnig klingt, aber es gelang ihm einfühlsam, das Thema Reha-Klinik zur Sprache zu bringen. Mir gefiel das gar nicht. Ich wolle darüber nachdenken, sagte ich.

Bergeler hatte meine ganze Geschichte natürlich mitgehört, obwohl er so getan hatte, als wäre er in die Zeitung vertieft. »Erlauben Sie mir, dass ich als der Ältere etwas sage?«, fragte er mich am Nachmittag. »Aber natürlich«, sagte ich, »gern.« Ich freute mich immer, wenn Bergeler etwas sagte, weil er ein kluger Kopf war. Außerdem hatte er Humor; jemand, der diese Hüte-Sache durchzog, musste sowohl über Humor, Verstand, eine Prise Irrsinn und ein gesundes Selbstbewusstsein verfügen. »Sie sollten den Besuch in der Reha-Klinik ernsthaft in Erwägung ziehen«, sagte er, »dort haben Sie Ruhe, Sie können sich einzig und allein dem Gesundwerden widmen. Nichts lenkt Sie ab. Und man wird Ihnen viel für die Zeit danach beibringen, denn auf diesen Rücken werden Sie von nun an immer aufpassen müssen. Überlegen Sie doch mal: Was nützt es, wenn Sie eine Woche oder zwei Wochen früher wieder bei Ihrer Zeitung sind, aber dafür bald ganz kaputt?«

Er hatte vollkommen Recht, ich sah es endlich klar vor mir. In der folgenden Stunde malten wir uns gemeinsam aus, was in so einer Reha-Klinik alles passiert, wir überlegten, wo ich am besten hinsollte, und schließlich bedankte ich mich bei ihm, weil er so freundlich und so mitfühlend war, diesen naheliegenden Gedanken auszusprechen. Hätte ihm ja auch egal sein können, er hatte schließlich selbst genug mit seinem Knie zu tun.

Plötzlich hatte ich eine ebenso naheliegende Idee. »Darf

ich als der Jüngere Ihnen ebenfalls einen Vorschlag machen?«, fragte ich.

»Ja«, sagte er.

»Warum versuchen Sie nicht, Ihr Knie in einer Reha-Klinik wieder hinzukriegen? Bevor Sie sich ein Implantat reinsetzen lassen, sollten Sie alles versuchen. Lieber keine OP, lieber kein künstliches Gelenk im Körper, und vielleicht kommt das Knie unter Anleitung wieder in Form. Außerdem sind Sie privat versichert, Sie bekommen garantiert einen Platz, und dazu in einer Edelklinik.«

Bergeler strahlte. »Aber natürlich«, sagte er, »Sie haben ja vollkommen Recht. Ich sollte erst einmal alles versuchen.«

Am Sonntag kam der gleiche Arzt wie am Samstag, wir berichteten ihm von unseren Überlegungen, und er war sehr angetan. »Ich leite alles in die Wege«, versprach er.

Er hielt sein Versprechen. Bald schon hatte ich einen Termin beim Sozialdienst der Klinik. Ein bisschen schwierig könnte es werden, sagten sie, da ich nicht operiert worden war, aber in Anbetracht meiner Leidensgeschichte müsste es gehen. Wo ich hinwollte? Nach Bad Aibenhausen wollte ich, das war zwar ziemlich weit weg, aber ich hatte auf dem Balkon der Klinik von einem zugereisten Norddeutschen viel Gutes gehört. Im Rekordtempo wurde der Antrag genehmigt. Bergeler wollte in den Süden, Bad Aibenhausen war ihm zu weit weg. Sein Antrag wurde abgelehnt. Sinngemäß schrieb ihm seine private Kasse: »Einen 78 Jahre alten Mann sollen wir in eine teure Reha-Klinik schicken, damit er versucht, sein Knie noch mal hinzukriegen? Lieber zahlen wir die OP fürs künstliche Gelenk.« Der Geist, der aus den Zeilen wehte, sagte: »Aber auch die nur ungern. Geht das nicht so?« Bergeler war erschüttert.

Sein Eilantrag auf Revision wurde ebenfalls abgelehnt, obwohl ihm der Arzt ins Gutachten geschrieben hatte, es sei den Versuch mehr als wert. Zum ersten Mal in meiner Karriere als Patient hatte ich etwas bekommen, das einem Privatpatienten verwehrt blieb. Ich wusste auch, warum: Wenn ich mit Mitte 30 so kaputt wäre, dass ich nicht mehr arbeiten könnte, kostete das viel mehr als ein Aufenthalt in der Reha. Einen Mann mit Mitte 30 versucht man um jeden Preis wieder hinzukriegen, zum einen natürlich, weil er ein Mensch ist, zum anderen, weil er noch mindestens 30 Jahre in die Sozialkassen zahlen soll. Wem hingegen nützte es, wenn Bergeler bei seiner nächsten Hut-Performance die zwölf Punkte mit seinen echten Knien würde abschreiten können? Den Sozialkassen nicht und der privaten Kasse auch nicht. Zumal er daraus Lebensmut gewinnen und immer älter werden und also Kosten verursachen würde. Denn der gute Bergeler war ein ganz schön zäher Hund.

Wir waren beide schockiert über diesen Einblick ins System. »Machen Sie sich keine Sorgen«, sagte er mir zum Abschied, als ich zur weiteren Behandlung entlassen wurde, »ich habe den festen Willen, einen ausgedehnten Formalkrieg zu beginnen.« Ich habe nie wieder von Bergeler gehört, aber ich hoffe sehr, dass er seinen Krieg gewonnen hat.

Für mich standen fünf Überbrückungstage zuhause an, dann würde ich abreisen nach Bad Aibenhausen. An den Ort, an dem ich wieder vollkommen gesund werden wollte.

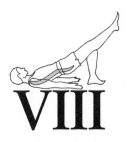

VIII

Ich habe Sie an Ihrem Gang erkannt

1 Es war Flohmarkt-Samstag in Bad Aibenhausen, und die allgemeine Aufregung, die das für die Klinik bedeutete, war zuerst daran zu sehen, dass der Speisesaal bereits um kurz vor halb acht bestens gefüllt war. Wochentags normal, ungewöhnlich für einen Samstag. Ich selbst war schon wach, weil sich mein Körper in etwas beunruhigender Weise mit dem neuen Rhythmus anfreundete. Früh ins Bett, früh wieder raus. Wenn ich so weitermachte, könnte ich bald als Bäcker anfangen. Ernst aß Käsebrote, Rüdiger und Klaus schliefen wohl noch, oder, wie es der Fünfer-Tisch neben uns formuliert hätte: Sie horchten noch an ihren Matratzen. Um kurz vor sieben hatte ich auf dem Balkon gestanden und auf eine dichte Nebelwand geblickt, ein Vorhang aus Watte. Sichtweite 30 Meter und nichts zu hören, der Nebel schluckte jedes Geräusch. Er war so dicht, dass es aussah, als könnte man sich vor diese Wand stellen und seine Hand kurz darin verschwinden lassen. Ist natürlich unmöglich, aber mir gefiel der Gedanke. Hier die Klinik, da die Nebelwelt.

»Geht's zum Flohmarkt?«, fragte ich Ernst, während ich eine Scheibe Brot mit Butter bestrich. Ernst kaute auf einem Käsebrot herum, sah mich skeptisch an und fragte: »Welcher Flohmarkt?« Ich erzählte ihm, dass die gesamte Klinik in einiger Vorfreude dem Flohmarkt im Thermalbad entgegenfieberte, weil er die große Leere des Samstags füllte.

»Ah«, kaute Ernst, »bin samstags eh nie da. Mache gleich einen Ausflug in die Gegend.«

»Schon mal rausgeguckt?« Ich freute mich darüber, mit dieser Frage durchblicken zu lassen, dass ich schon eine ganze Weile auf den Beinen war. Ernst wischte sich den Mund ab. »Der Nebel verzieht sich in einer Stunde«, sagte er, »dann kommt die Sonne raus. Perfekt für einen Ausflug.«

Er schmierte sich einen großen Stapel Brote, während ich die Samstagszeitung las, anschließend wickelte er die Stapel ordentlich in mitgebrachte Alufolie ein. »Proviant«, sagte ich. Ernst nickte geschäftig und packte die Pakete in einen Jutebeutel. »Schönen Tag noch«, wünschte er und ging. Im Wetterbericht der Zeitung stand, dass es bewölkt sein würde. Viel Spaß dann, Ernst, dachte ich.

Aus dem Augenwinkel bemerkte ich, dass Chefs Tisch sich allmählich bevölkerte. Äußerst intensiv vertiefte ich mich in die Zeitung, ich brauchte nach der Fango-Gesangs-Nummer vom Vortag erst einmal ein wenig Pause von Chef. Und vor allen Dingen wollte ich nicht beim Weißwurstfrühstück dabei sein, das ab 10.30 Uhr auf dem Programm stand. Es war ein Angebot der Klinik, es war nicht Chefs Idee, er hatte sie sich nur zunutze gemacht.

Eine halbe Stunde lang las ich alles in der Zeitung, was mich einigermaßen interessierte, dann verließ ich, wie ich fand, unauffällig den Speisesaal. In der Lobby sah ich, wie die ersten Patienten die Klinik mit kleinen Rollkoffern in Richtung Thermalbad verließen. Offenbar waren größere Einkäufe geplant. Ich beschloss, mir dieses Schauspiel eine Weile anzusehen und setzte mich vor den Eingang der Klinik. Das Schild mit der verschnörkelten Schrift hing immer noch da: »Bitte haben Sie Verständnis dafür, dass das Rauchen vor der Tür nicht gestattet ist.« Ich rückte ein wenig weiter weg, bis ich guten Gewissens sagen konnte, nicht mehr vor der Tür, sondern lediglich in der Nähe der Tür zu sitzen. Leider blieben die mit Rollkoffern bewehrten Patienten die Ausnahme, die meisten schlenderten unbewaffnet die Straße zum Bad entlang. Ich drehte mir langsam und sorgfältig eine Zigarette und rauchte gemütlich vor mich hin. »Du weißt schon, dass Rauchen vor der Tür nicht erlaubt ist«, sagte eine Stimme hinter mir, die ich unschwer als Chefs identifizierte. Ich hob den Blick und sah, dass er grinste. Donnerwetter, hatte er einen Witz über seine eigene Vielwisserei gerissen? »Weiß ich«, sagte ich.

Chef blickte sich um wie ein Kapitän, der die Wetterlage auf See prüft. Zu meiner Überraschung hatte sich der Nebel fast vollständig gelichtet, und allmählich kam blauer Himmel zum Vorschein. Chef sagte: »Ich wollt's dir nur ganz unverbindlich sagen: Wir sind nachher beim Weißwurstfrühstück, und wenn du Lust hast, komm doch vorbei. Würd mich freuen.«

Ich hörte ihm nicht richtig zu, weil ich an Ernst denken musste, den Teufelskerl. Hatte er einfach Glück gehabt, oder wusste er tatsächlich etwas übers Wetter? »Mhhm«, sagte ich zu Chef.

»Übrigens«, sagte er, »wann musst du denn am Montag zur Fango? Wir würden dich gern wieder dabeihaben, und diesmal musst du auch singen.« Chef grinste jetzt sehr breit. »Das war doch ein echtes Ding, oder? Haste selber gesagt. So lange bin ich nicht mehr da, musste also schauen, dass du so oft es geht dabei bist.«

Sofort hatte ich das verdammte Lied wieder im Ohr, und ich wusste, ich würde es jetzt einige Stunden nicht mehr loswerden. Ich musste dringend aufs Zimmer, um irgendwas anderes zu hören, vielleicht würde das helfen (»Fango, Fango, die ganze Nacht«, summte es in meinem Ohr). »Ich weiß nicht genau, wann ich am Montag dran bin«, sagte ich, und das war nicht einmal gelogen.

»Sag mir halt früh genug Bescheid, dann drehen wir es so, dass du bei uns mit dabei bist«, sagte Chef.

Ich nickte. Der Nebel war jetzt weg. Ich erzählte Chef die Geschichte von Ernsts Prophezeiung, um über etwas anderes zu reden als über Weißwurstfrühstücke und Fango-Lieder. »Erstaunlich, nicht wahr?«, sagte ich, »schau es dir an, es wird ein herrlicher Tag, und Ernst hat es irgendwie gewusst.«

Chef nickte wissend. »Ja, so erstaunlich ist das nicht«, sagte er, »immer die Einheimigen fragen.« War es nicht wunderbar, wie es ihm wieder gelungen war, das letzte Wort zu haben? Noch besser gefiel mir allerdings, dass er tatsächlich sagte: die Einheimigen.

Kurz ging ich auf mein Zimmer, um den Fango-Sound aus dem Ohr zu bekommen. Ich hörte ein wenig Musik, einen sehr traurigen amerikanischen Sänger namens Bonnie »Prince« Billy, und als das nichts half, versuchte ich den großen Neil Young, aber der Fango war stärker. In einer Reha-Klinik gelten wirklich andere Gesetze als in der Welt. Also machte ich mich auf zum Flohmarkt. Zwar nahm ich keinen Rollkoffer mit, aber immerhin einen kleinen Beutel, in dem ich sonst meine Schwimmsachen transportierte. Mehr Gewicht wollte ich mir nicht zumuten, aber wenn ich schon hinging, dann musste ich auch etwas kaufen.

Wie erwartet wurde in erster Linie Schrott angeboten, ebenso in zweiter bis fünfter Linie. Im Unterschied zur Ausstellung »Schönes aus Ton« war das hier allerdings nicht selbstgemachter Schrott, für den grundsätzlich mildernde Umstände gelten, sondern Schrott, den die Leute aus ihren Wohnungen und Kellern hervorgeholt hatten. Mithin Schrott, für den sie einmal bei mehr oder weniger vollem Bewusstsein Geld bezahlt hatten. Immerhin, sie hatten es eingesehen und versuchten nun, den Schrott wieder loszuwerden, das konnte man ihnen nicht verübeln. Es würfe dringendere Fragen über den Zustand der Menschheit auf, wenn die Leute anstelle des Schrotts ihre besten Sachen zu Schleuderpreisen auf dem Flohmarkt verkauften.

An einem Büchertisch stieß ich auf einen Roman von Imre Kertész. Ich hatte noch nichts von ihm gelesen, da er aber mal den Nobelpreis gewonnen hat, konnte es kein Fehler sein, einen Blick in das Buch zu werfen. »Was soll das kosten?«, fragte ich.

»Er hat den Nobelpreis gewonnen«, sagte die Frau hinter dem Tapeziertisch. Sie setzte zu einem längeren Vortrag an, dass er den Preis für genau dieses Buch erhalten habe, es sei wirklich von außergewöhnlicher Kraft, also: »Sechs Euro.« Sechs Euro für ein Buch auf dem Flohmarkt, dachte ich, das mich im Grunde nicht interessiert. Ich las den Klappentext, in dem stand, dass Kertész 2002 mit dem Nobelpreis ausgezeichnet worden war. Dann schaute ich vorne, wann das Buch erschienen war: Erstveröffentlichung 2003 stand da.

Er hatte den Preis also mit Sicherheit nicht für genau dieses Buch erhalten. »Das ist interessant« sagte ich zu der

Frau, »er hat den Nobelpreis für ein Buch bekommen, das damals noch gar nicht erschienen war.«

Sie lächelte mich an. »Ja«, sagte sie.

Verarschte sie mich? War sie so blöd? Versuchte sie einfach mal, ob sie damit durchkommen würde? Hatte Kertész wirklich den Nobelpreis für ein Buch bekommen, das noch nicht erschienen war? Schnell jagte ich den letzten Gedanken mit einigen Beschimpfungen aus meinem Hirn, auf dass er sich nie wieder blicken lasse, dann sagte ich zu der Frau: »Ich biete zwei Euro.«

»Ist gut«, sagte sie.

Am Nebentisch wurde ich mit einem Grinsen empfangen. Für einen Euro kaufte ich ein Buch von Ian Rankin, einem schottischen Krimischreiber.

»Hat ja auch keinen Nobelpreis«, sagte der Verkäufer lächelnd.

In der Klinik gab es trotz Flohmarkt auch wieder eine Verkaufsausstellung. An Zerstreuung herrschte an diesem Samstag wirklich kein Mangel, nicht auszudenken, der Arztvortrag hätte auch noch heute stattgefunden. Von der Reizüberflutung hätten sich die meisten von uns die ganze Woche nicht erholt. Diesmal wurden selbstgemachte Weihnachtskarten angeboten. Sie waren, wenn dieses Wortspiel ausnahmsweise erlaubt sei, von himmelschreiender Hässlichkeit. Ich kaufte einige Karten, die ich ausgesuchten Menschen zukommen lassen wollte. Am besten gefiel mir eine, auf die tatsächlich eine Muschel geklebt war.

In der Raucherecke ging es, so kann man ohne Übertreibung sagen, hoch her. »Christian!«, begrüßten mich Gisela und Bettina lautstark, »setz dich zu uns. Was hast du gekauft?« Ich zeigte die Karten (»Nein, sind die hässlich!«)

und die Bücher, und dann war ich an der Reihe, die Einkäufe der anderen zu bewundern. Gisela hatte auf dem Flohmarkt eine rote Mütze mit passenden Handschuhen erstanden. In sie hineingestrickt waren unförmige Tiere, vor denen ich Angst hätte, wenn es sie tatsächlich gäbe. Bettina hatte ein Kaffeeservice für Puppen gekauft. »Für meine Tochter, die hat so ein großes Haus für Puppen«, sagte sie und fügte hinzu: »Aber manchmal spiele ich da auch ganz gerne mit.«

Alle schienen recht aufgeräumter Stimmung zu sein, ich ließ mich sogar ein wenig davon anstecken. Und so muss man wohl feststellen, dass der Flohmarkt im Thermalbad von Bad Aibenhausen ein voller Erfolg war. Für die Einheimigen, weil sie einiges von ihrem Schrott losgeworden waren, und für uns hier drinnen, weil wir über unsere Einkäufe sprechen, sie vergleichen und uns freuen konnten.

Abends wollte sich eine größere Abordnung in den Hühnerstall begeben, wo angeblich die besten Oldies UND Damenwahl anstanden, was bedeutete, dass am nächsten Morgen einiges an Arbeit auf die armen Angestellten der Disko zukam. Ob sie im Dienstplan eine eigene Rubrik hatten? 9.00 Uhr bis 9.30 Uhr: Rückführung von Krücken, Gehwagen und sonstigem in die Klinik. Ich ging an diesem Abend nicht mit in den Hühnerstall, ich fühlte mich noch nicht bereit dazu. Was ich allerdings, ehrlich gesagt, für ein eher gutes Zeichen hielt.

2 Den Sonntag verbrachte ich mit Lesen, Essen und Ruhen, das war sehr angenehm. Hätte wie im Urlaub sein können, wenn da nicht der leise Schmerz und die Medikamente gewesen wären. Beim Abendessen tauschte ich mit Rüdiger Geschichten aus dem Leben eines gesetzlich Ver-

sicherten aus, anschließend blieben wir bis 18.32 Uhr sitzen, um Emil ein bisschen zu ärgern. Wir gingen unmittelbar bevor er das Wort an uns richtete und winkten ihm zu, und ich glaube, er grinste.

Montagmorgen stieg ich vorsichtig durchs Treppenhaus nach unten und sah im Flur des vierten Stocks Dr. Seltsam vorbeigehen. Er murmelte »Scheiße, Scheiße, Scheiße, Scheiße«, und wenn man eins in einer Klinik nicht sehen will, dann sind es Ärzte, die leicht verzweifelt »Scheiße« vor sich hin murmeln. Ich hätte mir gewünscht, dass Dr. Seltsam mit einem souveränen Lächeln oder von mir aus auch mit einem zufriedenen bis ernsten Gesichtsausdruck den Gang entlanggeschritten wäre. Eine Aura des Wissens und der Kompetenz hätte ihn umgeben sollen, ganz Gott in Weiß, der trotzdem so menschlich geblieben ist und sein Leben dem Dienst am Patienten gewidmet hat. »Guten Morgen, Herr Zaschke«, hätte er freundlich gegrüßt, und ich wäre angenehm überrascht gewesen, dass er mich im Treppenhaus nicht nur erspäht, sondern auch meinen Namen gewusst hätte. Gut, es hätte mir auch gereicht, wenn er einfach geschäftig und in Gedanken versunken vorbeigerauscht wäre, aber dass er unablässig »Scheiße« murmelnd wie mit Scheuklappen vorbeijagte – es ließ mich an einen Automechaniker denken, der bemerkt, dass er die Vorderbremsen nicht wieder festgezogen hat, als der reparierte Wagen bereits seit fünf Minuten vom Hof ist.

Sicherlich ist es harmlos, versuchte ich mir einzureden. Er hat seinen Autoschlüssel unten vergessen, und jetzt muss er den ganzen Weg zurücklaufen. Oder er wollte der attraktiven Kollegin, der Assistenzärztin Krüger, die auch nicht promoviert ist, den Wochenanfang mit einer selbstgebrannten CD versüßen, auf die er einige zweideutige

Lieder gespielt hatte, und nun lag diese CD mit der Aufschrift »Für Marianne« in dem Ordner mit Fallstudien, den er heute so früh am Morgen dem Chefarzt übergeben hatte. So etwas würde es sein, natürlich, und ich dachte mir, der Chefarzt hätte den Ordner noch gar nicht angesehen, weil er Dr. Seltsams Ordner aus Prinzip immer erst einmal zwei Tage liegen ließ. Kein Problem also, die CD wieder an sich zu nehmen. Oder warum sonst sollte ein Arzt in dieser Weise über den Flur laufen? Ich beschloss, dass es keine andere Erklärung geben konnte. Meinen nächsten Termin bei ihm hatte ich jedenfalls zum Glück erst in drei Tagen.

Ich frühstückte und verbrachte den Tag wie üblich mit Anwendungen. Am späteren Abend war es mir zu kühl auf dem Balkon, also saß ich mal wieder in der Raucherecke, und da im Bistro längst gequalmt wurde, war außer einer gutaussehenden Frau in meinem Alter und mir niemand da. Tja, da sind Sie als aufmerksamer Leser bei diesen Worten sicherlich genauso aufgeschreckt wie ich, als ich sie leibhaftig sah: eine gutaussehende Frau in meinem Alter. Sicherlich wäre es dramaturgisch nun eine feine Sache, eine saftige Kurschatten-Geschichte einzuflechten, aber ich kann damit nicht dienen; ich hatte mich längst einer wunderbaren Frau versprochen.

Wir kamen in ein munteres, zwangloses Gespräch, das sich angenehmerweise nicht um Krankheiten drehte; die Frau machte einen klugen Eindruck, sie trug eine Art Business-Kombination, als sei sie geschäftlich hier, und als sie anmerkte, sie sei bereits seit fünf Wochen in Bad Aibenhausen, war ich erstaunt. »Ich habe dich hier noch nie gesehen, und ich bin auch schon eine Weile hier«, sagte ich.

»Das liegt daran, dass du zu den Knochis gehörst«,

sagte sie mit einem Lachen, das ich nicht ganz einordnen konnte.

Ich schaute sie fragend an. Sie würde es schon erklären, dachte ich, doch sie schwieg. »Knochis heißt wohl, dass ich's an den Knochen habe«, versuchte ich es.

»Ganz genau«, sagte sie, »und wie heißt wohl die andere Gruppe?«

Puh, dachte ich, auf diese Art von Gespräch hatte ich gar nicht mal so ausgeprägte Lust. Neben ihr stand ein Laptop auf der Bank, außerdem saß sie nicht auf einem Keilkissen. »Die Ärztis«, schlug ich also vor und versuchte, meiner Stimme einen spöttischen Klang zu geben.

Sie schüttelte den Kopf. »Nein, die Hirnis«, sagte sie.

»Mhhm«, machte ich und sagte dann langsam: »Die Knochis und die Hirnis.« Nach ein wenig (und wirklich nur ein wenig) Überlegen kam ich darauf, dass sie wegen psychosomatischer Beschwerden hier war. »Ich verstehe«, sagte ich.

»Da bin ich mir nicht so sicher«, versetzte sie, schaute dabei aber freundlich. Ich fragte, wie viele »Hirnis« (mein Versuch einer billigen Verbrüderung) es denn in der Klinik gebe. »Bestimmt ein Drittel aller Patienten.«

Das erstaunte mich nun doch. »Und warum sieht man die nie?«, fragte ich.

Die Frau sah mich überrascht an. Dann sagte sie: »Weil es uns nicht auf der Stirn geschrieben steht.«

Schwierige Situation. Würde ich nun behaupten, das sei doch das Normalste der Welt, dass man sich wegen solcherlei (was auch immer es war, ich traute mich nicht recht zu fragen) behandeln lässt und dass man das natürlich niemandem ansehe, hielte sie mich für einen peinlichen Anbiederer. Ein paar Witze zur Auflockerung schienen mir auch nicht das probate Mittel zu sein, obwohl mir zum

Themenkomplex »Die Hirnis und die Knochis« spontan ein paar ganz brauchbare in den Kopf schossen. Ich entschied mich für einen so gut abgehangenen wie geistlosen Klassiker und sagte: »1:0 für dich.«

Diese Antwort schien so weit okay zu sein. Nein, ich war nicht so defensiv, weil ich Angst hatte, plötzlich von einem Hirni ins Freie außerhalb der Raucherecke geschleift zu werden, auf dass er sagte: »Ihr Knochis seid uns seit langem ein Dorn im Auge. Es ist nur Platz für eine Gruppe in der Klinik. Lebe wohl.« Ich wollte, wie soll man es sagen? Ich wollte der Frau nicht auf die Füße treten. Sie muss ihn gespürt haben, meinen guten Willen. In Ruhe erklärte sie mir, dass sie zur Schmerztherapie hier war. Wegen Schmerzen, die einfach nicht vergehen wollten, wegen Schmerzen, die sich jeder Behandlung widersetzten. »Wie furchtbar«, sagte ich teilnahmsvoll, denn was Schmerzen anging, kannte ich mich immerhin ein kleines bisschen aus. Ich ahnte nun aber, dass sich hinter den Schmerzen, die ich für groß und kaum auszuhalten hielt, ein weiterer Kosmos der Schmerzen verbarg, eine andere Dimension. Es mag übertrieben sein, aber es erschien mir wie ein Blick in die Hölle, wenn es auch die Hölle der Anderen war. Wir verabschiedeten uns sehr höflich voneinander. »Viel Glück«, wünschte sie mir. »Viel Glück«, erwiderte ich.

3 Am nächsten Tag hatte ich gleich früh eine Wärmepackung auf dem Programm, gut so, dachte ich, da komme ich ohne singen zu müssen zur Anwendung. Ich setzte mich vor den Fango-Raum und betrachtete die Menschen im benachbarten Bewegungsbad. Es ist unmöglich, Übungen im Wasser zu absolvieren und dabei nicht wie ein Trottel auszusehen; nicht einmal olympische Synchron-

schwimmerinnen schaffen das, warum sollte es den Patienten in einer Reha-Klinik gelingen? Ich erlaubte mir ein Grinsen, wie ich selbstverständlich allen Gleiches erlaubte, die mir im Bad zusahen.

Ein wenig seltsam erschien es mir, dass ich der einzige Wartende bei den Wärmepackungen war und trotzdem nicht sofort an die Reihe kam. Ich ging kurz zum Eingang – mein Humpeln hatte sich merklich gebessert – und bekam gesagt, dass es gleich losginge. Also setzte ich mich wieder. Im Bewegungsbad hoben sie jetzt Stöcke über den Kopf, als wären diese mit Gewichten behängt. Es waren aber bloß Stöcke. Dann vollführten sie mit den senkrecht gehaltenen Stöcken kreisförmige Bewegungen, als rührten sie einen sehr großen Topf Suppe um. Unfassbar, wie beknackt das aussah.

Ich musste bald auch wieder hin, insofern hielt sich meine Schadenfreude in Grenzen, allerdings in nicht gerade engen, denn nun war ich es ja, der zusehen konnte. Ich war boshaft genug zu winken, wann immer jemand mit diesem besorgten Blick herüberschaute, der sagte: Hoffentlich sieht mich hier niemand.

Dann kam Chef mit seiner Combo um die Ecke und rief: »Über-raaaaschung. Da bist du ja schon.« Ich muss geschaut haben wie eine Kuh. »Damit haste nicht gerechnet, was?«, rief Chef, »dass wir das so prima hinkriegen.« Ich wechselte meinen Gesichtsausdruck und schaute nun wie ein Lama, das natürlich nicht vorhat zu spucken, nie im Leben. »Weil du deinen Termin gestern nicht geändert hast, haben wir halt heute unseren geändert«, sagte Chef strahlend, »war dir wohl zu peinlich zu fragen, was? Hab ich dir doch gesagt, das ist überhaupt kein Problem.« Aus dem Eingang des Fango-Raums trat eine Frau, ich wusste, was sie tun würde, und sie tat es: Sie hob beide Daumen.

Chef sagte: »Meine Damen, meine Herren«, und wieder wurden allerlei Oooohs und Mmmmhs angestimmt, dann setzte Chef an. Um des lieben Friedens willen schnipste ich ein wenig mit den Fingern und bewegte tonlos meine Lippen, wie ein Fußballer, wenn die Nationalhymne gespielt wird. Zum Glück waren wir bald im Fango-Raum, wo wir erneut begeistert empfangen wurden, der Gesang erstarb, die Prozession war zu Ende.

War ich ein verdammter Spießer, dass ich das nicht witzig fand? War ich ein humorloser, trauriger, zorniger Mann geworden, der Blumen die Köpfe abreißt und den Winter liebt? War irgendwas nicht in Ordnung mit mir, dass ich dieses Lied und auch die Schnips-Prozession auf der Richter-Skala für humoristische Erdbeben mit dem Wert 0,00 verzeichnete? Noch heute ist meine Antwort ein entschlossenes: nein. »Nächstes Mal gleiche ich meinen Termin lieber an euren an«, sagte ich zu Chef, als wir auf den Fango-Packungen und unter den Decken lagen und vor uns hinschwitzten. »Machste ja eh nicht«, sagte Chef. »Stimmt«, sagte ich, und ich glaube, es hat ihn getroffen.

Es war ganz gut, anschließend wieder auf eine weniger anstrengende Spezies von Patienten zu treffen. Patienten von der Art, die mürrisch durch die Gegend liefen, die sehr mit sich selbst beschäftigt waren und diese ganze Reha als eine einzige Zumutung empfanden. Es stand, wie alle ein bis zwei Tage, die MTT an, das steht für Medizinische Trainings-Therapie. Es handelt sich dabei um eine Art Krafttraining für Versehrte, »Krüppeltraining« nannten es die Herren vom Fünfer-Tisch nebenan. Man zog an Seilzügen das Gewicht von zwei leeren Eierschalen in die Höhe oder drückte mit der Beinpresse gegen den Widerstand von Gelee. Das war schon in Ordnung so, mehr war halt nicht möglich.

An diesem Vormittag hatte sich eine besonders mürrische Gruppe versammelt, was mir zupasskam, da ich nach dem Fango-Überfall auch nicht gerade überbordender Stimmung war. Ich musste mir nun eine Strategie überlegen, Chef im Zaum zu halten, und ich hatte dann doch – auch wenn das wichtigtuerisch klingen mag – etwas Besseres zu tun, als mich den Vereinnahmungsversuchen eines harmoniesüchtigen Gruppenfreaks zu entziehen. Die MTT leitete ein Mann namens Janos, der eine perfekte Mischung aus äußerst redefreudigem und extrem schweigsamem Polen war. Merkte Janos, dass man sich unterhalten wollte, bereitete er einem die herrlichsten Gespräche, in der Regel darüber, dass Volleyball in Deutschland ein viel zu geringes Ansehen genieße. Janos war früher Nationalspieler. Man musste in diesen Gesprächen praktischerweise selbst überhaupt nichts sagen, das übernahm alles Janos. Hätten Sie gewusst, dass Volleyball zum Beispiel – um ehrlich zu sein, ich habe es leider vergessen. Jedenfalls konnte er auch anders. Wenn jemand sich nicht unterhalten wollte, schwieg er eisern, er gab dann auch die Anweisungen zum Training mit kurzen Handzeichen. Nun stand ein Mann von Mitte 50 vor ihm, er war zum ersten Mal da, und Janos fragte: »Was haben Sie denn?« Er war nicht über Gebühr neugierig, er musste das fragen, weil er entsprechend der Beschwerden einen Trainingsplan zusammenstellte. »Steht alles da drin«, sagte der Mann barsch und warf ihm seinen Therapieplan hin. Janos schaute ihn interessiert an.

Ich will mich wirklich nicht in Nationenklischees auslassen, aber alle Polen, die ich kenne, beherrschen diesen wunderbar interessierten Blick, der sagt: »Kein Problem, wenn du nicht willst, will ich auch nicht, und das gilt von jetzt an für mich, meine Familie, meine Freunde, die Freunde meiner Freunde, und zwar für 1000 Generationen.« Bei den Polen, die ich kenne, liegt das daran, dass sie zum einen zu klug sind, um sich schlecht behandeln zu lassen, und zum anderen sind sie sehr, sehr stolz. Janos gab dem Mann noch eine Chance: »Es ist leichter, wenn Sie es mir einfach erzählen«, sagte er ruhig. Gut, für mich klang er so ruhig wie ein Vulkan, der alle 600 000 Jahre einmal ausbricht und seit 600 000 Jahren nicht mehr ausgebrochen ist, aber ich täuschte mich vielleicht. Äußerlich war ihm nichts anzumerken.

»Ich habe das schon tausendmal erzählt«, sagte der Mann erregt, »irgendwann muss einmal Schluss sein.« Mit diesen Worten nahm er seinen Zettel wieder an sich und ging. Früher oder später verliert vermutlich jeder einmal die Nerven in einer Reha-Klinik. Da der Mann, soweit ich das überblickte, neu hier war, hatte er eher früher die Nerven verloren. Wir anderen trainierten mürrisch weiter, und Janos überwachte uns schweigend.

Die Feldenkrais-Gruppe war schon wieder verschoben worden. Beim Mittagessen winkte Chef mir gut gelaunt zu, »siehst gut aus, die Bewegungen werden natürlicher«, rief er, woraus ich schloss, dass er doch nicht allzu getroffen von meinem offenkundigen Desinteresse an der Gesangsgruppe war.

Wer wirklich gut aussah, war Murat. Die Reha schien Wunder bei ihm zu wirken, vielleicht lag es auch daran, dass Chef ihn unter seine Fittiche genommen hatte. Murat lachte viel, er erzählte Geschichten, nach denen ich keine Spuren von Entsetzen bei den anderen feststellen konnte, also sprach er wohl nicht mehr über seinen Leidensweg. Chef nannte ihn abwechselnd »mein Taliban« und »mein Araber«, was wohl daran lag, dass Murat ein bisschen so aussah, als käme er aus Nordafrika, obwohl der Name in meinen Ohren eher türkisch klang. Manche Menschen, die meisten sogar, hätten wohl etwas dagegen, als »mein Taliban« oder »mein Araber« bezeichnet zu werden, Murat jedoch lachte sogar. Das klang dann zum Beispiel so: »Andi hat noch einen Joghurt übriggelassen. Sensation, nicht wahr? Das ist wohl ein Fall für meinen Taliban.« Er stellte dann den Joghurt zum lachenden Murat, der den Becher brav auslöffelte. Vermutlich hatte Murat richtig erkannt, dass in Chefs Weltverständnis »Taliban« und »Araber« mit dem Zusatz »mein« Ehrenbezeichnungen waren. Die anderen am Tisch nannte Chef nämlich vorzugsweise »Kollega«, wobei er diese Anrede für Männer wie für Frauen verwendete. In Ausnahmefällen, also wenn jemand anderes sich erlaubt hatte, einen Witz zu reißen, über den alle lachten, titulierte Chef seine Tischnachbarn auch als: »Du Hund!«

Rüdiger kam zum Essen, Ernst und Klaus waren wohl schon fertig, oder die beiden hatten ein System entwickelt, lange ohne Nahrung auszukommen, wobei mir das allerdings gerade in Ernsts Fall als sehr unwahrscheinlich erschien. Konnte natürlich auch sein, dass Ernst die Rezeptionistin mit der suppentellergroßen Gürtelschnalle in einen Landgasthof in der Nähe ausführte. »Erstmal eine Woche verlängert«, sagte Rüdiger, der von der wöchentlichen Kontrolluntersuchung kam. Wir aßen, ohne viel zu reden, anschließend blieben wir noch eine Weile sitzen und tranken Kaffee. Nach und nach leerte sich der Speisesaal, und als Emil an unseren Tisch trat, sagte ich: »Wir sind schon weg.« Er machte eine abwehrende Handbewegung und setzte sich auf Ernsts Platz. »Ist okay, trinkt in Ruhe den Kaffee«, sagte er, »wir sind hier ja nicht auf der Flucht.« Ob er den Spruch vom Fünfer-Tisch hatte? Eher nicht, dachte ich, vermutlich haben andere Fünfer-Tische diesen Spruch bereits vor 20 Jahren in die Klinik getragen. Emil ließ sich ebenfalls einen Kaffee bringen, und bald passierten die Zeiger auf der Uhr die magische 13-Uhr-Marke. Emil blieb einfach bei uns sitzen, er erzählte uns, dass Klaus abgereist war, was uns erstaunte; er hatte kein Wort gesagt.

»Ihr kriegt einen Neuen«, sagte Emil, »ist heute angekommen.« Dann sagte er plötzlich: »Ich habe 23 Jahre selbst gekocht.« Er trug heute ein Hemd im Blau der Altpapiertonnen und dazu eine dunkelblaue Krawatte, in die Männer mit Regenschirmen gewoben waren. Nach einer Pause von knapp einer halben Minute fuhr er fort: »Jetzt habe ich seit zwei Jahren einen Fremdkoch.« Er stieß die Worte mit einiger Empörung hervor, einer Empörung über sich selbst, wie mir schien. Vom Tonfall her hätte er auch sagen können: »Seit 25 Jahren habe ich Sägemehl in die Brötchen gebacken.«

Das bemerkenswert schöne Wort Fremdkoch hatte ich noch nie zuvor gehört. Trotzdem erschloss sich mir umgehend, dass ein Fremdkoch nichts war, was bei Emil in sonderlich hohem Ansehen stand. Ganz offenbar war ein Fremdkoch für Emil kein Ausländer, sondern ein Koch, der nicht er selbst war, der aber in seiner Küche kochte.

»Oh«, sagte ich.

Rüdiger ergänzte: »Hm.«

»Du schaffst es einfach nicht mehr«, sagte Emil, »keine Chance.« Er trank seinen Kaffee aus. »Ist gut«, sagte er, stand auf und ging. Keine Ahnung, was er mit »ist gut« sagen wollte, aber wir gingen dann mal lieber auch.

Abends saß ich mit Rüdiger eine Weile auf dessen Balkon. Er trank Rotwein, ich rauchte. Als ich gegen neun Uhr zurück auf mein Zimmer ging, begegnete ich im Flur einer

Frau, die mich anstarrte, als hätte ich mich vor 20 Jahren mit dem Satz »Ich bin kurz Zigaretten holen« verabschiedet, um dann natürlich nie wiederzukommen, wie sich das nach diesem Satz gehört. Ich lächelte sie ein wenig skeptisch an, man wird nicht oft so angestarrt.

»Das gibt es doch nicht«, sagte die Frau.

Ich lächelte noch skeptischer.

»Erinnern Sie sich nicht an mich?«, fragte die Frau.

Ich hätte schwören können, sie noch nie in meinem Leben gesehen zu haben.

»Ich habe Sie an Ihrem Gang erkannt«, sagte sie, »Sie gehen wie ein humpelnder Cowboy.«

Ah, dachte ich, das Arschloch von Neurologe, das mich seinerzeit so mies behandelte, hat sich erfolgreich einer Geschlechtsumwandlung unterzogen.

»Wir waren doch zusammen im Krankenhaus«, sagte sie, »und jetzt bin ich auch hierher überwiesen worden. Das ist aber mal ein Zufall, dass wir beide hier oben gelandet sind.«

»Aber natürlich erinnere ich mich«, log ich freundlich, »das ist wirklich ein Zufall.«

Während ich auf mein Zimmer ging, versuchte ich, in meinem Hirn irgendeine Erinnerung an die Frau zu finden. Ich fand keine, und als ich später wie gewohnt die Tabletten einnahm, schaute ich lange auf die Packung Tetrazepam. »Seid ihr das?«, fragte ich die Packung leise, »habt ihr tatsächlich Teile meines Gedächtnisses gelöscht?« Da ich keine Antwort bekam, nahm ich die gewohnte Dosis.

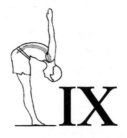

IX

Jetzt bist du aber so was von angekommen

1 Mein Kontrolltermin bei Dr. Seltsam war vorverlegt worden, und ich hoffte inständig, dass, was immer ihn hatte »Scheiße, Scheiße, Scheiße, Scheiße« sagen lassen, überwunden war. Noch vor dem Frühstück saß ich vor seinem Sprechzimmer, es war sieben Uhr. Er öffnete die Tür mit Schwung und bat mich gut gelaunt hinein. Einen exzellenten Trick habe er da angewandt, erzählte er; er jubelte beinahe, so ausgelassen wirkte er. Gerade habe er die Nachtschicht hinter sich gebracht und gestern klugerweise schnell ein paar Termine auf diesen Morgen vorverlegt – »und gleich«, sagte er strahlend, »habe ich durch dieses kleine Manöver drei Tage hintereinander frei. Klasse, oder?« Er hielt kurz inne und sah mich fragend an: »Stört Sie doch nicht, so früh dran zu sein, oder?«

»Kein bisschen«, versicherte ich und fügte etwas übertrieben an: »im Gegenteil.«

Dr. Seltsam untersuchte mich zügig, aber gründlich, »gute Fortschritte«, sagte er, dann bat er mich, noch einmal Platz zu nehmen.

Da ich nur noch eine gute Woche da sein würde, gelte es allmählich, das weitere Vorgehen zu beschließen. Er erzählte mir von der »Stufenweisen Wiedereingliederung in den Beruf« (man arbeitete erst zwei Wochen lang vier Stunden täglich, dann zwei Wochen lang sechs Stunden, dann wieder voll) und von IRENA, der Intensiven Reha-Nachsorge. Ich ahnte bereits, welche Art Witze der Fünfer-Tisch über Irena und die intensive Nachsorge reißen würde (oder bereits gerissen hatte). Um beides zu beantragen, musste man einen riesigen Haufen Formulare ausfüllen, und das meine ich wörtlich: Es erschien so kompliziert, als beantrage man, in seinem Garten künftig ein kleines Atomkraftwerk für den Eigenbedarf zu betreiben. Ich brauchte die Original-Unterschriften von verschiedenen Menschen auf verschiedenen Formularen, was bedeutete, dass viel Papier hin- und hergefaxt werden würde.

»Anschließend«, sagte Dr. Seltsam, »kommen Sie mit dem ganzen Kram wieder zu mir. Das alles aber nur, wenn Sie innerhalb von zwei Wochen nach der Reha wieder arbeiten wollen. Wollen Sie das?«

»Was ist, wenn ich es nicht will?«, fragte ich.

»Dann muss sich Ihr Hausarzt um die ganzen Formulare kümmern. So handhaben das alle meine Kollegen.« Er lächelte.

Dann lächelte er nicht mehr und sagte: »Ich bin der einzige Trottel, den Sie irgendwo in einer Reha-Klinik finden, der den ganzen Scheißdreck selber macht.« Dann lächelte er wieder und erklärte mir in Ruhe noch einmal alles. Da ich tatsächlich innerhalb von zwei Wochen nach der Reha wieder arbeiten wollte, versprach Dr. Seltsam, er werde sich um alles kümmern, kein Problem, ich brauche mir keine Sorgen zu machen. Abschließend sagte er etwas wie: »Also, hier die Original-Unterschrift des Arbeitgebers, hier die der Krankenkasse, hier die der Rentenkasse, hier die aus dem Bundeskanzlramt, hier die Ihres Stiefonkels und hier die der deutschen und der internationalen Atombehörde. Dann alles zurück an mich.« Ich bedankte mich und trug den Stapel Papier auf mein Zimmer, wo ich ihn auf den Schreibtisch wuchtete. Ich fragte mich, ob es jemand bemerken würde, wenn ich die Formulare alle selbst mit einigen Original-Unterschriften versähe, oder, der besseren Tarnung wegen, auch Ernst und Rüdiger um die ein oder andere Signatur bäte.

Nach dem Frühstück, bei dem mir weder Rüdiger, Ernst noch der Neue Gesellschaft leisteten, stand wieder die MTT an, und nachdem Janos mir eine Weile etwas über Volleyball erzählt hatte – ich glaube, es ging darum, dass ein Klub namens Milbertshofen an dem Tag, an dem er deutscher Meister wurde, pleiteging –, hielt er einen erbaulichen Vortrag über Patienten, die nicht operiert worden waren. Janos hatte in seinen Jahren als Trainer die Theorie entwickelt, dass eine OP für manche der Weg ins Scheitern sei. »Versteh mich nicht falsch«, sagte er, »viele Fälle muss man operieren. Aber ich glaube, dass in manchen Fällen mit der OP die Verantwortung für den eigenen Körper an die Ärzte abgeschoben wird.« Nach Janos' Erfahrung trainierten die Nicht-Operierten ernsthafter als die Operierten, weil sie noch ein Ziel hatten: die Operation zu vermeiden. »Die Leute mit OP glauben, sie haben schon alles getan«, sagte Janos, »denn sie haben sich operieren lassen.«

In meinen Ohren klang das sogar einleuchtend. Nicht operiert zu werden war mein großes Ziel. In erster Linie wollte ich natürlich wieder frei von Schmerzen sein und gehen können, wie ich früher ging, aber der Weg dahin sollte, wenn es irgendwie möglich war, nicht über eine OP führen. So hatte ich es mir in den Kopf gesetzt, weil mir die Vorstellung eines massiven Eingriffs in meinen Körper nicht gefiel; ich dachte, man muss zumindest versuchen, so etwas selbst in den Griff zu bekommen. Janos bestärkte mich in dieser Ansicht. »Leute ohne OP entwickeln ein anderes Körpergefühl«, sagte er, »und sie achten mehr auf sich. Die Leute mit OP glauben, sie haben das Problem mit dem Messer gelöst.«

Ich dachte an die vielen Gespräche, in denen ich als Nicht-Operierter nicht ernst genommen worden war. Es war nicht so, als hätte ich nun meinerseits die Operierten weniger ernst genommen, aber es gab mir ein gutes Gefühl, es noch nicht mit dem Messer versucht zu haben. Das mit dem Körpergefühl stimmt im Übrigen, ich hatte ein sehr feines Sensorium dafür entwickelt, was meine Muskeln, Nerven, Knochen und Bandscheiben gerade so trieben oder – und das war wirklich erstaunlich – zu treiben beabsichtigten. Am Ende der MTT bemerkte ich, dass mein Körper in fünf Minuten Lust darauf haben würde, die erste Zigarette des Tages zu rauchen, weshalb ich mich umgehend in die Raucherecke begab.

Volle Besetzung, es waren wirklich alle da, und Bettina und Gisela eröffneten mir, dass sie morgen abreisten. Im normalen Leben draußen hätten wir uns vermutlich nicht viel zu sagen gehabt, aber hier drinnen würde ich die beiden vermissen. Auch war ich überrascht, dass sie schon abreisten, obwohl es nur logisch war: Sie waren vor mir angekommen, sie reisten vor mir ab. Es war nur so, dass ich mittlerweile alle Patienten so betrachtete, als blieben sie noch ewig hier, mich eingeschlossen. Bald aber war der kurze Moment des Bedauerns vorbei, denn Bettina und Gisela hatten eine Geschichte zu erzählen, die mich faszinierte. Es gab einen neuen Patienten in der Klinik, den noch niemand gesehen hatte, was daran lag, dass er sein

Zimmer nicht verließ. Sie nannten ihn: der Unbekannte. Angeblich verweigerte er allen den Zugang zu seinem Zimmer, den Ärzten, den Schwestern, der Putzfrau, und er hörte sehr laute Rockmusik. Manchmal, erzählte Bettina, höre man, wie eine Frau von drinnen »Aua« riefe. »Hat mir die Frau erzählt, die im Nebenzimmer wohnt«, warf Gisela ein. Ich wollte wissen, wo der Unbekannte lag und ob sie nicht irgendwann die Polizei holen würden, und was das solle, warum er das tue? Hatte er vielleicht Angst? Es gab keine Antworten auf die meisten meiner Fragen; Gisela konnte mir immerhin erklären, wo der Unbekannte wohnte, und beschloss ihre Ausführungen mit der Feststellung: »Der trinkt wohl auch noch den ganzen Tag.«

»Woher weißt du das denn schon wieder?«, fragte ich.

Sie hob die Schultern, es war eine Geste, die sagte: Das weiß man einfach, mein Guter.

Beim Mittagessen waren Ernst und Rüdiger da, aber der Neue fehlte. Mich beschlich eine leise Ahnung, und ich erzählte den beiden die Geschichte vom Unbekannten. »Heute Morgen war der Neue auch nicht da«, sagte Ernst, während er sich ein faustgroßes Stück Fleisch in den Mund schob, »aber sieben Uhr ist ja nicht jedermanns Zeit.«

»Um halb neun war er auch nicht da«, sagte Rüdiger mit einem Grinsen. Ich ergänzte die Spurensammlung mit der Bemerkung, dass er auch um halb acht nicht da war; wir hatten also eine beinahe lückenlose Überwachung geleistet, ohne uns abgesprochen zu haben. Nach einer Weile fragte einer vom Nebentisch, wo sich denn unser Neuer rumtreibe.

»Hat sich wohl beim Chinesen die 108 bestellt«, sagte ich, und tatsächlich: Es gab großes Gelächter. Ich muss gestehen, dass ich darauf sogar ein bisschen stolz war, auch wenn Rüdiger ein amüsiertes »Junge, Junge, jetzt bist du aber so was von angekommen« hören ließ, womit er sinngemäß meinte: »Auch du, Brutus.« Aber ich hatte sie, wenn man so will, mit ihren eigenen Witzen geschlagen. Nach dem Mittagessen spazierte ich mal am Zimmer des Unbekannten vorbei (es lag gewissermaßen auf dem Weg). Alles war ruhig, und ich hielt die Geschichte dann doch für aufgebauschte Reha-Folklore.

Nachdem ich mich telefonisch bei der allgemeinen Terminplanplanung (klar gibt es die) davon überzeugt hatte, dass die Feldenkrais-Gruppe nun tatsächlich stattfinden sollte, fand ich mich in gespannter Erwartung im entsprechenden Raum ein. Wie erwartet waren außer mir ausschließlich Damen jenseits der 60 anwesend. Macht nichts, dachte ich mir, das wird jetzt ausprobiert. Ich hatte mich in der Zwischenzeit ein wenig informiert. Die Feldenkrais-Methode geht auf einen Mann namens Moshe Feldenkrais zurück, eine überaus interessante Figur. Er war Physiker und Judolehrer, was ich für eine faszinierende Kombination hielt, da alle Physiker, die ich kenne, ihren Körper als mehr oder weniger sinnlosen Ballast empfinden, mithin also eher unphysische Menschen sind – alle bis auf Max Gmeiner, mit dem ich in meiner späteren Jugend einige Jahre lang die Innenverteidigung einer leidlich erfolgreichen Fußballmannschaft gebildet habe. Da war er allerdings, muss ich einschränken, noch kein richtiger Physiker, sondern nur ein über die Maßen an Physik interessierter Schüler, Raucher und Treter.

Moshe Feldenkrais wurde 1904 in der Ukraine geboren, er wanderte nach Palästina aus und machte sein Abitur in Tel Aviv. Er traf berühmte Menschen, darunter Chemiker, die den Nobelpreis erhalten hatten, und angeblich den

Begründer des Judos, Jigoro Kano. Ich habe das im Lexikon nachgeschlagen und hoffe also, dass es stimmt. Da der Mensch bisweilen dazu neigt, sich selbst als Mittelpunkt des Universums zu begreifen (und ich in dieser Hinsicht sehr menschlich bin), las ich mit Freude, dass es auch Feldenkrais nach Schottland verschlagen hat, wo er von 1940 bis 1946 für die Briten daran arbeitete, U-Boote aufzuspüren, Fachabteilung: Sonartechnik. Es war die Zeit, da deutsche Verteidiger in Schottland noch in überaus geringem Ansehen standen (und die Stürmer erst recht). Ab den 1950ern entwickelte er die Methode, die heute seinen Namen trägt, ab den 1960ern bildete er darin aus, 1984 starb er.

Wenn die füllige Krankengymnastin, die mir die Gruppe empfohlen hatte, von Feldenkrais sprach, benutzte sie immer dessen Vornamen: »Moshe hat einmal gesagt…« oder »Es war Moshe, der erkannt hat…« Das Ganze klang also in meinen Ohren arg nach Sekte alias Zeitverschwendung. Allerdings wollte ich mittlerweile wissen, was für Übungen ein Mensch entwickelt, der in Schottland daran gearbeitet hatte, diese verdammten Nazi-U-Boote zu erwischen.

Es gibt von Moshe Feldenkrais eine Sammlung von über tausend Lektionen. Immer geht es dabei um »Bewusstheit durch Bewegung«. Die Übungen (vermutlich darf man sie gar nicht so nennen, und alle Feldenkrais-Jünger ziehen jedes Mal hörbar Luft durch die Zähne, wenn ich schreibe: Übungen) sind nicht nur für Patienten in der Reha gedacht. Im Grunde sind sie, wenn ich das richtig verstanden habe, für fast alle Menschen gedacht, selbst für Physiker.

Die Anwendung war auf eine Stunde angesetzt. Da der Raum abgedunkelt wurde, befürchtete ich, dass es mir wie bei der Muskelrelaxation gehen würde, dass ich also nach drei Minuten einschliefe.

Es kam anders. Wir lagen alle zunächst auf der Seite. Der Prozess, den ich kaum beschreiben kann, weil er mir auch mit großem Abstand immer noch sonder- bis wunderbar erscheint, begann mit einer winzigen Bewegung: »Wir bewegen die linke Hand am Gelenk nach außen.« Im Verlauf der Stunde wurde diese Bewegung immer größer, und nach drei Vierteln der Zeit drehte ich mich geschmeidig vom Bauch über die Seitenlage hinaus, und die erste Bewegung, die des Handgelenks, gehörte immer noch dazu. Kurz vor Ende der Stunde vollführte ich – immer gemäß den Anweisungen der Therapeutin – eine fließende Bewegung aus der Bauchlage über die Seitenlage hinaus, als öffne ich mich der Welt. Es war eine Bewegung, von der ich zuletzt nicht einmal zu träumen gewagt hatte, weil die meisten Bestandteile der Bewegung in meinem inneren Kanon unter »Streng verboten« standen, da sie unweigerlich große Schmerzen bedeuten würden.

Als ich nach der Stunde die Gänge entlangging, habe ich erstmals seit Monaten nicht gehumpelt. Ich fühlte mich leicht, ich konnte gehen, und mehr noch, ich fühlte jede Faser meines Körpers bei jedem Schritt. Lieber Herr Feldenkrais, dachte ich, da haben Sie sich aber was Phantastisches ausgedacht. Ich fühlte mich, als hätte ich an einer Wunderheilung teilgenommen, und zwar weder als Heiler noch als Zuschauer. Ich lachte vor Glück.

War das die Lösung? In diesem Moment war ich überzeugt davon, aber die zweite Sitzung, ein paar Tage später, leitete eine neue Therapeutin, ich verließ sie mit größeren Schmerzen als zuvor (denn natürlich waren die Schmerzen zurückgekommen), und danach, ich muss es gestehen, habe ich die Feldenkrais-Methode nie wieder ausprobiert. Nicht weil außer mir ausschließlich ältere Damen teilnahmen, das machte mir nichts aus. Und schon gar nicht, weil Herr Feldenkrais in Schottland anders gewirkt hatte als ich. Es war einfach so; manchmal folgt man seinem Instinkt, und natürlich ist es alles andere als ausgeschlossen, dass ich dabei falschlag.

2 Wie unendlich verschieden die Geschmäcker doch sind, lernte ich mal wieder am nächsten Tag, und zwar erstaunlicherweise in der Muskelrelaxation. Es ist eine Methode, die auf einen Mann namens Jacobsen zurückgeht; man spannt gezielt Muskeln an und entspannt sie dann wieder. Für manche wirkt es Wunder, andere bemerken gar nichts, zumindest behaupten sie das. Ich schlief, wie gesagt, stets recht bald ein.

Das lag daran, dass wir in einem abgedunkelten Raum lagen und die Therapeutin so monoton sprach wie ein Automat. Sie sagte: »Konzentrieren Sie sich auf den rechten...«, und dann legte sie eine Pause ein, die ich als minutenlang empfand und in der ich den Satz ergänzte, wie es mir gerade gefiel, zum Beispiel: »...Außenstürmer« oder »...der beiden mit Steaks beladenen Teller«. Schließlich sagte die Therapeutin: »...Ellbogen«, wobei sie vier Fünftel der Sprechzeit auf die erste Silbe legte, es klang wie ELLLLLbogen. Wir fingen immer mit der rechten Hand an und arbeiteten uns vorwärts, und nach dem ELLLLLbogen war ich meist eingenickt, also früh. An diesem Tag wurde ich davon geweckt, dass plötzlich ein Handy zu rumoren begann.

»Oh Gott, lass es nicht meins sein«, dachte ich schlaftrunken, bis mir einfiel, dass ich mein Handy in der Klinik nie mit mir herumtrug. Es war ein Handy, das Musik als Klingelton spielte, und nach einigem Gesurre ertönte ein Lied namens »My little Runaway«. Es hob einiges Gelächter an, die Entspannung war dahin, und die Therapeutin sagte: »Naja, wenigstens war es ein gutes Lied.« Hatte die Frau sie noch alle? Es war natürlich ein fürchterliches Lied. Unfassbar, dachte ich, wie soll ich bei einer Frau entspannen, die dieses Lied gut findet? Dann fiel mir wieder ein, was für Musik ich selber bisweilen höre, und ich dachte: Naja, schon okay.

Weiter ging's mit der Entspannung, wir waren mittlerweile beim linken… OOOOberschenkel angekommen. Neben mir schien eine Frau, die tatsächlich jünger war als ich, sich nicht oder in unangemessener Weise zu entspannen, jedenfalls eilte die Therapeutin herbei. »Schauen Sie, so müssen Sie liegen«, sagte sie und zog der Frau kräftig am Bein. Die stieß daraufhin einen lauten Schmerzensschrei aus und wimmerte anschließend bis zum Ende der Anwendung leise vor sich hin. Sie verließ den Raum humpelnd und würdigte die Therapeutin keines Blickes, als die fragte, ob alles in Ordnung sei. Beim Abendessen tauchte sie mit Krücken auf. Ich ging zu ihr und fragte, was los sei. »Haste ja gesehen, die verrückte Alte hat mir am Bein gezogen. Ich hab drei Bandscheibenvorfälle, die hat sie wohl nicht alle. Ich bin sofort zum Arzt, der hat mich gespritzt, und jetzt sind erstmal wieder Krücken angesagt.« Großer Gott, dachte ich, drei Bandscheibenvorfälle, in dem Alter.

»Das tut mir leid«, sagte ich.

»Wird schon wieder werden«, sagte sie tapfer, »von Entspannung habe ich jedenfalls erst mal die Nase voll.«

Ich nickte und dachte mir, was für ein Glück es war, dass ich immer so überaus vorbildlich entspannte. Die nächsten Male lag ich allerdings sehr wachsam in der Entspannungsgruppe und bewachte meine Beine.

Der Unbekannte blieb weiterhin unbekannt, wir waren jetzt sicher, dass er der Mann war, der an unserem Tisch hätte sitzen sollen. Als mich meine Wege durch die Klinik wie zufällig mal wieder an seinem Zimmer vorbeiführten, hörte ich tatsächlich laute Musik, es war allerdings keine Rockmusik, sondern dieser herrlich alberne Heavy-Metal-Quatsch, bei dem Männer mit toupierten Haaren und zu engen Hosen in hohen Stimmlagen dummes Zeug schreien. Später am Tag kam ich noch einmal vorbei, diesmal tatsächlich zufällig, da dröhnte Punkrock durch die Tür. Interessante Kombination, dachte ich, Heavy-Metal-Quatsch und Punkrock; der Unbekannte schien mir eine komplexe Persönlichkeit zu sein.

Nachmittags saß ich auf meinem Balkon und schaute die Landschaft an, die sich in sanften Wellen ausbreitete, viel Grün, ein wenig Braun und immer wieder kleine Gruppen von Bäumen, die herumstanden, als hätten sie sich auf einen Plausch verabredet. Nach einer Weile trat ein neuer Nachbar aus der Tür zur Linken, ein Mann Mitte 50, der sich als Bernie vorstellte. Wir tauschten unsere Geschichten aus; Bernie war Schweißer, aber nach seinem Bandscheibenvorfall konnte er nicht mehr arbeiten. Das Risiko eines Rückfalls sei zu groß, hatte der Arzt gesagt. »Und jetzt?«, fragte ich ihn. Bernie hob die Schultern. »Ich weiß es auch noch nicht genau. Eigentlich wäre ich ja mein Leben lang gern Koch geworden, aber das geht noch weniger, hat der Arzt gesagt.«

Ich bemerkte, dass Bernie leise surrte. Eine Weile dachte ich darüber nach, warum Bernie surrte, aber ich kam nicht darauf, und da ich ahnte, dass auch dieses Rätsel eine simple Lösung finden würde, fragte ich ihn einfach. Er holte ein kleines Gerät aus seiner Trainingsjacke, von dem aus zwei Kabel an seinen Körper führten.

Es war ein Tens-Gerät, also eine kleine Maschine, die Strom erzeugt. Man klebt sich zwei bis vier Anschlüsse an den Körper und leitet den Strom hindurch. Da der Strom angeblich schneller als der Schmerz durch die Nerven fließt, wird der Schmerz überbrückt.

»Hilft mir prima«, sagte Bernie, »ich benutze das den ganzen Tag.«

»Aber das ist doch keine Lösung«, sagte ich, »man kann sich doch nicht den ganzen Tag unter Strom setzen.«

»Soll ich ja auch nicht«, erklärte Bernie, »ich soll das immer wieder mal eine halbe Stunde oder so benutzen, aber es hilft mir so gut, dass ich es immer benutze.«

Ich nickte, »dann ist es ja gut.« Wenn es ihm half, warum nicht?

Wir unterhielten uns über unverfängliche Themen, und Bernie erzählte, dass es im Ort einen Bäcker gebe, der einen exzellenten Kuchen backe. »Den kenne ich, weil ich früher schon mal hier war. Da freu ich mich schon, weil ich jeden Nachmittag einen kleinen Spaziergang mache und mir dann eine schöne Tasse Kaffee und ein Stück Kuchen gönne.« Der Gedanke an den Kuchen schien Bernie zu beleben, er wirkte jetzt ziemlich froh. »Man muss sich nämlich auch mal was gönnen«, sagte er, »das ist wichtig.«

Ich nickte wieder, dann stellten wir fest, dass wir nun beide zum Wirbelsäulentraining mussten, und so stiegen wir gemeinsam vorsichtig die Treppe hinunter. Ich ging voran und wies den Weg, Bernie folgte mir leise surrend.

Ich aß früh und allein zu Abend, weil ich noch ins Thermalbad wollte, das hatte ich tagsüber nicht geschafft. Abends war dort doch deutlich mehr los als tagsüber, und man muss nicht Sherlock Holmes sein, um zu erschließen, dass das daran lag, dass die Berufstätigen nur abends Zeit hatten. Dass jemand berufstätig ist – sich also noch mit anderen Dingen beschäftigt als der eigenen Gesundheit –, erschien mir mittlerweile als Konzept aus einem anderen Leben.

Ich genoss eine Weile die Wärme des Wassers im Außenbecken, massierte mir die Waden mit den Düsen am Beckenrand und ging dann hinüber zum Whirlpool, der ebenfalls im Freien lag. Dort saß ich eine Weile herum und dachte an nichts. Über die Treppe stieg ein sehr, sehr dicker junger Mann in den Pool. Er war vielleicht knapp 20 Jahre alt und hatte helle, fast weiße Haut, sie wirkte beinahe durchsichtig. Alles an ihm schwabbelte, er war so dick, dass er Brüste hatte. Ich meine nicht Ansätze zu Brüsten, wie man sie manchmal bei dicken Menschen sieht, ich will sagen, dass er Brüste hatte wie eine vollbusige Frau. Ich nannte ihn »Fettie«, obwohl ich mir sonst im Leben die größte Mühe gebe, so etwas nicht zu tun. Kann ja sein, dass er an einer Stoffwechselkrankheit leidet, kann ja sein, dass er sich nicht wohlfühlt in seinem Körper; meinen Spott brauchte er jedenfalls nicht, und dennoch konnte ich nicht anders, der Gedanke war in meinen Kopf geschossen und blieb da. Der Junge hieß bei mir Fettie.

Er glitt ins Wasser, und ich dachte an Nilpferde, die glücklich in Flüssen plantschen. Keine Ahnung, warum ich plötzlich so ein Arsch war, ich reiße sonst keine Witze über Dicke. Dünn oder dick ist mir egal, ganz im Ernst – und doch musste ich bei Fettie an ein Nilpferd denken und grinsen. Ob er schnauben würde? Hinter ihm auf der Treppe erschien eine ebenso junge, höchst attraktive Frau. Sie war schlank, sie wirkte sportlich und hatte, wie ich fand, ein wirklich schönes, fein gezeichnetes Gesicht. Tolle Nase, dunkle Augen. Sie stieg vorsichtig ins Wasser und schwamm zwei Züge hinüber zu Fettie, die beiden umarmten einander. Nun war ich doch ein wenig überrascht. Wieso hatte Fettie eine derart gutaussehende Freundin? Sollte, entgegen allen Erfahrungen, die man mit der Welt so macht, doch einmal das zählen, was man die inneren Werte nennt? Ich konnte es mir nicht erklären, aber natürlich gefiel mir das Ganze überaus gut. Ich stellte mir vor, wie Fettie in seiner Klasse gehänselt worden war und doch alle Jungs sich den Kopf darüber zerbrochen hatten, wie er es geschafft hatte, das Herz des schönsten Mädchens der Schule zu erobern. Was hat er, was ich nicht habe?, würden sie sich verzweifelt gefragt haben, und vielleicht waren es ja tatsächlich Herz und Verstand.

Etwas später sah ich Fettie mit seiner Freundin im Außenbecken, sie schwammen dicht an mir vorbei, und nun sah ich es: Fettie sah, wenn sein Körper unter Wasser verschwunden war, genau so aus wie der junge Leonardo di Caprio. Er hatte ein feines Gesicht, ausdrucksvolle Augen, einen sinnlichen Mund, er war ein sehr gutaussehender junger Mann.

Wie sie so vorbeischwammen, waren Fettie und seine Freundin ein Paar wie einer Hollywood-Romanze entsprungen. Gut, wenn man wirklich eine mit den beiden drehen wollte, ergäbe sich das dramaturgische Problem, dass sie vollständig im Schwimmbad oder an anderen Orten spielen müsste, an denen nur Fetties Kopf zu sehen wäre. Als die beiden am Ende des Beckens aus dem Wasser stiegen, glänzte Fetties schwabbeliger Körper weiß in der Nacht.

Es war bereits halb neun, als ich zurück in die Klinik kam, so spät war ich sonst nie. Ich bemerkte einen Tick zu spät, dass Chef draußen auf unserem Balkon eine Versammlung abhielt; zumindest saß er mit seiner Crew zusammen. Er klopfte an die Scheibe und gab mir Zeichen, ich solle mich doch dazusetzen. Ich antwortete mit Zeichen, die zu deuten waren als: Ich habe noch etwas zu tun, die aber in Wahrheit besagten: Chef, bitte, lass mich in Ruhe, morgen wieder. Ich setzte mich an den Schreibtisch und tat eine Weile so, als läse ich die vielen Formulare für IRENA und die berufliche Wiedereingliederung aufmerksam durch, manchmal machte ich mir sogar Notizen – zumindest tat ich so. Wer von draußen reinschaute, konnte sehen: Dieser Mann hat zu tun.

Nach einer Weile bemerkte ich, dass ich die Formulare wirklich las und sogar so ungefähr verstand, worum es ging. Das Ganze müsste sich doch ein bisschen einfacher gestalten, als ein privates Atomkraftwerk ans Laufen zu bringen, wenn auch nicht viel. Entsprechend zuversichtlich gestimmt setzte ich mich aus Höflichkeit eine Weile auf dem Balkon dazu und erfuhr, dass Chef in zwei Tagen abreisen würde und gerade die Abschlussfeierlichkeiten organisierte. »Gesungen wird auch noch mal«, sagte er und fügte überraschend defensiv an: »Kannste ja schauen, ob du da dabei sein willst. Bist jedenfalls herzlich eingeladen.« Der Rest der Gruppe stimmte zu, und ich war nun beinahe ein wenig gerührt, dass sie es mir kein bisschen übelnahmen, dass ich ihre Gesellschaft doch eher offensichtlich verschmähte.

Gegen halb elf löste sich die Versammlung auf, Chef verabschiedete alle mit Sprüchen wie »Keine Dummheiten auf dem Weg zum Zimmer, Kollega« oder »Nur die Ohren steifhalten, damit das klar ist«. Alle schienen hocherfreut darüber zu sein, von Chef in dieser Weise verabschiedet zu werden, glücklich, so war mein Eindruck, verteilten sie sich in der Klinik.

Da Chef noch auf dem Balkon sitzenblieb und nachdenklicher Stimmung zu sein schien, ging ich zur Raucherecke. Ich war allein dort, das war gut. Langsam und sorgfältig drehte ich mir eine Zigarette und dachte nichts Besonderes. Bettina und Gisela waren abgereist, komische Vorstellung, dass sie nun nicht mehr hier sitzen und rauchen und reden und rauchen und reden würden. Dennoch: Es war ein guter Tag gewesen.

Als ich gegen elf Uhr durch die nun nachtstillen Gänge zurücklief, hörte ich plötzlich ein Lachen hinter mir, dazu ein Juchzen. Ich drehte mich um und wusste: Das ist er.

Ich sah den Unbekannten leibhaftig vor mir, er saß in einem Rollstuhl und wurde in höchstem Tempo von einer rennenden Frau über den Gang geschoben. Sie rasten an mir vorbei, ohne mich zu beachten, und bogen in einem Wahnsinnstempo um die nächste Ecke. Der Unbekannte war ungefähr Mitte 20, seine Haare waren blau und schwarz gefärbt, er trug einen Irokesenschnitt. Ah, dachte ich, ein später Punk. Zwischen seinen Beinen eingeklemmt hielt er eine Bierflasche, die Hände klammerten sich an die Lehnen des Rollstuhls. Die Frau war ebenso alt und wirkte äußerlich unauffällig. Ich ging weiter den Gang entlang und hörte nach einer knappen Minute erneut das Lachen, und die beiden kamen wieder um die Ecke geschossen, doch diesmal saß die Frau im Rollstuhl, das Bier zwischen den Beinen, und der Unbekannte schob sie rennend über den Gang. Wieder rasten sie an mir vorbei, als hätten sie mich nicht wahrgenommen, wieder bogen sie höllisch schnell um die nächste Ecke, dann verlor sich ihr Lachen in den Gängen.

Wir alle in der Reha-Klinik hielten uns an alle Regeln, wir erschienen pünktlich und stets zu unseren Anwendungen, wir brachten brav ein eigenes Handtuch mit, wir überzogen die angegebene Essenszeit im Speisesaal um maximal zwei

Minuten, wir schluckten all die Medikamente und immer so weiter, kurz: Wir taten, was man uns sagte. Darauf beruhte das System. Hier aber war jemand, der sich offenbar an keine der Regeln hielt, er machte, was er wollte.

Ich fragte mich, wie lange sie ihm das durchgehen lassen würden, und die Antwort erhielt ich bereits am nächsten Morgen, als mich ein kleiner Umweg an seinem Zimmer vorbeiführte. Es wurde von zwei Putzfrauen gesäubert, sie hatten ihn also offenbar rausgeschmissen. Nach dem Eindruck, den ich in der Nacht zuvor gewonnen hatte, konnte es ihm allerdings nicht sonderlich schlecht gehen, im Gegenteil: Niemand in der ganzen Klinik hatte bisher einen lebendigeren Eindruck auf mich gemacht.

3 Die Zeit bis zu Chefs Abreise verlief angenehm ereignislos, MTT, Bewegungsbad, Gymnastik und immer so fort, Anwendung folgte auf Anwendung, dazu aß ich manchmal mit Rüdiger, der immer öfter seinen zweiten Arm herausholte und nicht nur zum Winken benutzte; es schien aufwärtszugehen. Zudem war es mir gelungen, mich auf Fango-Packungen zu legen, ohne vorher singen zu müssen. Das Lied schwirrte mir dennoch immer wieder einmal im Kopf herum, so ganz wurde ich es nicht mehr los, es war für mich eine Art Soundtrack geworden, wenn auch keiner, den ich übermäßig gern hörte.

In der Raucherecke hörte ich zwei schöne Geschichten. Vielleicht ist schön nicht das richtige Wort, aber sie gefielen mir beide sehr gut. Adnan war wieder dabei, nachdem er zwei Wochen lang mit dem Rauchen aufgehört hatte (»Wo, wenn nicht hier, willst du aufhören?«, hatte er gesagt. »Solltest du auch versuchen.«). Natürlich riet ich ihm, es weiter durchzuhalten, aber Adnan sagte: »Ist schon gut,

spar dir das. Wer glaubt dem Prediger, der in Sünde lebt?«
Puh, sagte ich, Sünde, das ist mir jetzt ein bisschen zu hoch
gegriffen, und Adnan erwiderte: »Ist nur ein Bild.« Na gut,
dachte ich, na gut.

Wir unterhielten uns ein wenig, wir waren ja beide
mittlerweile so etwas wie Veteranen, in der Reha-eigenen
Knast-Logik seit 40 Jahren drin. Ich erzählte Adnan, dass
ich jeden Tag ins Thermalbad ging und dort meine Runde
drehte: Außenbecken, Whirlpool, wieder ins Außenbecken,
Strömungskanal. Kein ergiebiges Thema, aber eins, das
man mit Bettina und Gisela eine lange Weile hätte disku-
tieren können (nach meiner Eingangsbemerkung hätte ich
praktischerweise nichts mehr sagen müssen). Aber auch
ohne die beiden entstand ein Gespräch, wenn auch eins,
das ich so nicht erwartet hatte.

Adnan schaute mich angewidert an und sagte: »In das
Thermalbad, da gehe ich nicht mehr rein. Und schon gar
nicht in diesen Whirlpool.« Ich merkte, wie der Rest der
Runde begann, aufmerksam zuzuhören.

»Warum das denn nicht?«, fragte ich, »für mich ist das
der Höhepunkt des Tages.«

»Schon klar«, höhnte Adnan, »tu doch nicht so, als ob
du nicht Bescheid weißt.«

Die anderen Gespräche waren jetzt verstummt.

»Worüber?«, fragte ich höflich, um die Schärfe aus dem
Gespräch zu nehmen, die sich da plötzlich eingeschlichen
hatte.

»In dem Whirlpool ficken sie, das weiß doch wohl jeder«, sagte Adnan. Da rundherum Zustimmung geäu-
ßert wurde (»Und das nicht zu knapp«, »Wenn's nur das
wäre«), war ich geneigt, ihm zu glauben.

»Wirklich?«, sagte ich dennoch, »ich gehe da jeden Tag
rein.«

»Bist du wegen den Augen hier?«, fragte Adnan. Ich winkte ab, das war mir zu blöd. »Im Ernst«, sagte Adnan, »keine Verarsche. Wann gehst du denn ins Bad?«

»Morgens oder nachmittags«, sagte ich, »wie es gerade passt.«

»Sie ficken natürlich abends«, sagte Adnan, »das hättste dir auch selber denken können.«

Ja, das hätte ich mir selber denken können. Das einzige Mal, als ich abends da war, hatte ich Fettie und seine Freundin gesehen, aber so lange ich im Whirlpool war, hatten sie sich zurückgehalten, zumindest hatte ich nichts bemerkt.

»Och, ganz so ist das nicht«, warf ein Typ ein, den ich vom Sehen kannte, »die ficken da auch tagsüber, da kennen die nix.«

Kurz wurde gelacht, bis Horst aus Lemgo dazwischenging. »Die Schweine«, rief er, »solche Drecksäue. Das gibt's doch wohl nicht. Also ich brauche das nicht.« Das Thema schien ihn mächtig in Wallung zu bringen. Er sah aus wie der Fußball-Trainer Werner Lorant, also optisch eher ein Puff-Typ, und mir kam seine Erregung ein wenig zu aufgesetzt vor. Vielleicht tue ich ihm aber auch Unrecht, denn die zweite gute Geschichte handelte von ihm, von Horst aus Lemgo, und ich weiß nicht so genau, was sie über ihn sagt.

Es war Peter, der sie mir erzählte, Peter vom Fünfer-Tisch, an dem trotz einiger Ein- und Auswechslungen das Witz- und Spruchniveau konstant blieb. Ich hatte ihm die Whirlpool-Sache erzählt. »Habe ich auch schon gehört«, sagte er lachend, »ist ein beliebtes Thema hier.« Ich skizzierte Horsts Erregung in einigen Sätzen, da unterbrach mich Peter bereits und fragte: »Horst aus Lemgo?«

»Genau der«, sagte ich.

»Weißt du, was der im Bistro bestellt?«, fragte Peter und lächelte wie ein Zirkusdirektor, der den Kanonenmann ankündigt.

»Ich war noch nie im Bistro«, sagte ich.

»Du weißt aber, dass man da ab halb acht rauchen darf?«, fragte Peter. Ich nickte. »Okay, hör zu. Horst bestellt jeden Abend immer nur zwei Getränke. Egal, wie lange er da sitzt. Okay?«

Ich nickte wieder, und ich weiß nicht, warum, aber das klang interessant, obwohl ich auch damit hätte leben können, wenn Horst sich drei Getränke bestellt hätte oder zwei Eis oder in einer anderen Galaxie als Stein lebte.

»Pass auf«, sagte Peter, »er sucht die beiden Getränke immer so aus, dass der Preis eine gerade Zahl ergibt. Verstehst du?« Ich verstand. Peter, nun vollkommen begeistert, erzählte: »Also, Wasser 1,80 und kleines Bier 2,20. Sind vier Euro. Und dann zahlt er auch genau vier Euro. Er gibt nie Trinkgeld. Oder Weizenbier 3,40 und Tasse Kaffee 1,60. Fünf Euro, und dann zahlt er genau die fünf. Verstehst du?«

»Oh ja«, sagte ich, »das verstehe ich sehr gut.«

»Wir nennen ihn ›Runde Summe‹«, sagte Peter.

Ich fand, das war ein Name, der außerordentlich gut zu Horst passte, und ich war ganz froh, diese Geschichte erst jetzt, als Veteran, zu hören. Hätte ich an meinem ersten Tag erfahren, dass es außer »Suppe schneiden« auch »Runde Summe« gab – das wäre ohne Zweifel mehr als einen Tick zu viel gewesen.

Ich hatte erwartet, dass sie in der gesamten Klinik »Time to say Goodbye« spielen oder immerhin ein Plakat aufhängen würden, aber Chefs Abschied gestaltete sich erstaunlich unspektakulär. Nach dem Frühstück entschuldigte er sich bei seinem Tisch, weil er noch einiges zu regeln habe. Wie sich herausstellte, ging es darum, dass er noch packen und sein mitgebrachtes Fahrrad zerlegen musste. Ich traf ihn auf dem Balkon, wo ich die Zeit bis zur nächsten Anwendung verbrachte. »Denk du dann auch dran, dein Fahrgeld abzuholen, wenn du nach Hause kannst«, riet Chef. Ich hatte gar nicht gewusst, dass die Patienten Fahrgeld bekommen. Leute wie Chef wissen immer, ob es Fahrgeld gibt, vermutlich gab es noch alle möglichen anderen Arten von Geldern, von denen ich nichts und Chef alles wusste.

Er schien ein bisschen hektisch zu sein, mehrmals kam er auf den Balkon, verharrte eine Sekunde, drehte sich um und kehrte zurück in sein Zimmer, aus dem Geräusche drangen, als renoviere er den Raum. Schließlich übergab er mir feierlich eine Packung Kekse (Schoko-Mint, angebrochen) und sagte: »Hier, die brauche ich nicht mehr. Die sind wirklich lecker.« Ich nahm sie, obwohl ich mir nichts aus Schoko-Mint-Keksen mache.

»Ich pack jetzt mal den Wagen«, sagte Chef, »in 50 Minuten fahr ich dann offiziell los, ich komm noch am Eingang vorbei. Würd mich freuen, wenn wir uns da nochmal sehen.« Ich schaute auf die Uhr. Ja, das passte, erst Wirbelsäulengymnastik, dann Chef-Verabschiedung, ich nickte also. »Ich hab's extra zwischen die Anwendungszeiten gelegt«, erklärte Chef.

»Ist gut«, sagte ich, »ich komme dann.« Ich ahnte, dass ich ihn wirklich vermissen würde. »Wo steht denn dein Wagen?«, fragte ich. »In der Tiefgarage«, antwortete er.

Ich hätte mir gewünscht, dass Chef nun mit einem äußerst unvernünftigen Auto aufgetaucht wäre, mit einem Pontiac Firebird oder mit einem Jaguar in Flammenlackierung. Ich weiß nicht, warum ich mir das wünschte, ich glaube, ich hätte mich gern ein letztes Mal von Chef über die Maßen verblüffen lassen. Wäre es nicht wunderbar gewesen, wenn er aus dem Flammen-Jaguar gestiegen wäre und grinsend gesagt hätte: »Man kann nicht immer vernünftig sein, Kollega, man muss auch mal ganz solide durchdrehen.« Aber Chef kam mit einem Golf-Kombi. Es war nicht schlimm, ich war deshalb nicht traurig. Wenn ich unbedingt einen Flammen-Jaguar sehen wollte, hätte ich mir ja selber einen zulegen können, aber ich bin ja nicht bekloppt (oder einfach nicht bekloppt genug). Chef hatte so viel Gepäck, dass er auch den Beifahrersitz voll beladen hatte, es sah aus, als führe er schon mal die Ausrüstung für die 20-köpfige Crew zum Boot, die sich mit Skipper Katzmeier auf eine Weltumseglung begeben wollte.

»Anhalter wirste wohl kaum mitnehmen«, sagte ich.

»Nein, das geht nicht«, erwiderte Chef ernst, »siehste ja, ist alles voll.« Er war offenbar etwas angespannt, er verstand nicht mal diesen Witz auf 1-a-Reha-Niveau; vielleicht tat es ihm leid, dass er fahren musste.

Nach und nach trudelten die Leute von seinem Tisch ein. So, jetzt muss etwas passieren, dachte ich, sie müssen doch etwas vorbereitet haben. Aber es passierte nichts, sie sangen nicht einmal das Fango-Lied, und ich hätte den Teufel getan und damit angefangen. Alle standen mehr oder weniger betreten herum, keiner wusste so recht, was er sagen sollte. Chef machte sich daran, jeden aus der kleinen Gruppe kurz zu umarmen, man sah ihm an, wie er in seinem Kopf nach Sprüchen kramte, aber es fielen ihm keine mehr ein. »Denk wirklich ans Fahrgeld«, sagte er mir noch einmal, »stehst viel besser als am Anfang, wird schon.« Murat kam zum Eingang, das gab Chef noch einmal ein wenig Schwung, »da ist ja mein Taliban«, rief er,

»das freut mich aber, dass du noch kommst.« Er umarmte auch Murat, »pass auf dich auf, alter Araber.«

Als er alle verabschiedet hatte, stand er noch kurz unschlüssig herum, als habe er etwas vergessen, schließlich ging er zur Fahrertür. »Passt ihr alle auf euch auf«, rief er, er war nun deutlich mitgenommen, ich glaube, es fehlte nicht viel, und er hätte geweint. »Wir sehen uns wieder«, rief er und winkte uns zu, die wir zwei Meter entfernt standen. Wir winkten zurück. Dann stieg Chef in seinen Golf-Kombi und fuhr davon. Er hupte ein paarmal, obwohl er gewusst haben muss, dass sie das in der Klinik nicht schätzen. Vielleicht war es ihm wichtig, uns zum Abschied immerhin zu hupen, da ihm keine Sprüche eingefallen waren. Als Chefs Wagen um die nächste Ecke verschwunden war, gingen die anderen zurück in die Klinik. Ich blieb noch ein wenig stehen, dann setzte ich mich weit genug links neben die Tür und rauchte eine Chef-Gedenkzigarette.

Beim Mittagessen blieb sein Platz frei, es war noch kein neuer Patient gekommen, und die Stimmung am Tisch schien etwas gedämpft zu sein.

Beim Abendessen herrschte wieder gute Laune, und Chefs ehemalige Crew stellte all den Kram an seinen Platz, der auf dem Tisch störte: Speisekarten, Salz- und Pfefferstreuer, benutztes Geschirr, leere Joghurtbecher. Ich sinnierte darüber, weshalb Chef eigentlich hier gewesen war. Seltsam, ich habe ihn nie gefragt.

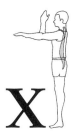

X
Schnee, der auf Tauben fällt

1 Als ich am nächsten Vormittag auf dem Balkon saß, kam ein Mann aus Chefs Zimmer gerannt, und ich schwöre, er ist gerannt. »He, Mann, grüß dich, das eine sage ich dir: Ich hab einen Premiere-Decoder dabei, wir werden hier ganz feine Fußball-Abende feiern. Ich muss nur noch ein paar Scart-Kabel besorgen. Komm mal gucken.« Er verschwand wieder in Chefs Zimmer, das jetzt offenkundig seins war. Ich hatte kein Wort gesagt und den Neuen einfach angeschaut, aber das schien ihn nicht zu stören. Nach einer Minute kam er auf den Balkon zurück. Gerannt. »Was ist jetzt, willste nicht mal gucken? Ich hab alles mitgebracht, weil ich nicht wusste, ob das hier mit den alten Kisten klappt. Fernseher, Decoder, alles. Und im Ort krieg ich bestimmt ein paar Scart-Kabel, weißt du, ob da ein Laden ist?«

Ich schüttelte den Kopf. Keine Ahnung, ich konnte nicht mal bestätigen, dass es einen Ort gab.

»Ist klar«, sagte der Mann, »ich bin übrigens Heinz, aus Dortmund. Und du?« Ich stellte mich vor. Heinz verschwand wieder in seinem Zimmer.

Ich würde mich nicht direkt als einen Fachmann der

Rundfunktechnik bezeichnen, aber wozu in aller Welt brauchte Heinz mehrere Scart-Kabel? Reichte nicht eins? »Heinz«, rief ich, »wozu brauchst du mehrere Scart-Kabel?«

Er kam wieder auf den Balkon gerannt, jetzt schon leicht außer Atem. »Ich muss das doch alles anschließen, hab ich doch gesagt. Ich hab alles dabei. Komm doch mal gucken.« Wieder verschwand er. Ich dachte daran, wie ruhig und beschaulich es mit Chef gewesen war, ich begann sogar, seine vielen Ratschläge im Rückblick als hilfreich zu verklären. Heinz steckte den Kopf zur Tür heraus: »Gleich musste mir alles hier zeigen, damit ich schon mal auf dem neuesten Stand bin. Ist ja totale Spitze hier oben, Mensch, da haben wir aber ganz schön Glück gehabt.« Heinz' Kopf verschwand. Wie meinte er das? Alles zeigen? Es wurde höchste Zeit, sich unauffällig aus dem Staub zu machen.

Während ich mich langsam aus dem Stuhl hievte, kam Heinz wieder auf den Balkon gerannt. »Mann, ist das super hier«, rief er, »guck dir mal den Blick an. Ich komm jetzt grad von Bad Salzberg hoch, bei der Unfallklinik. Weisste, was die da machen, die machen Reha in Zwei- und Dreibettzimmern. Da habe ich sofort rebelliert, das geht ja nicht, und jetzt bin ich hierhergekommen. Die hatten gar keine andere Wahl, als mich zu verlegen. Wohnt da auch einer?« Er zeigte auf die dritte Tür, ich nickte.

»Da wohnt Bernie, der ist ganz nett.«

»Super«, sagte Heinz, »wirklich, total super. Jetzt fehlen nur noch die Skatkarten, und dann werden wir uns das hier oben so richtig gemütlich machen.« Da Heinz erneut in seinem Zimmer verschwand, ergriff ich kurzentschlossen und wortlos die Flucht.

Ich ahnte, dass ich an meinen letzten Tagen in Bad Aibenhausen nie wieder in Ruhe auf dem Balkon würde sitzen können. Ohne Ziel spazierte ich ein wenig durch die Klinik, ich ging zwar noch nicht wie früher, aber ich konnte kleinere Strecken fast schmerzfrei bewältigen. Kurz hatte ich ein schlechtes Gewissen wegen Heinz. Was ist, wenn er einfach sehr einsam ist, dachte ich. Ein Gedanke, den ich jedoch schnell wieder verwarf; Heinz war nicht einsam. Ich war sicher, dass er sich bald mit jedem in der Klinik bekannt gemacht haben würde.

Mein Spaziergang führte mich in die Raucherecke, wo ich mich mit einer mir bis dahin unbekannten Frau unterhielt. Schon wieder jemand in meinem Alter, dachte ich, wenn das so weitergeht, übernimmt meine Generation bald die Reha-Kliniken im ganzen Land. Nach einer Weile fragte ich, warum sie da sei.

»Ich bin in der psychosomatischen Abteilung«, sagte sie.

»Ah«, sagte ich erfreut, »bei den Hirnis.« Die Frau sah mich so entgeistert an, als hätte ich etwas gesagt wie: »Und ich bin in der Wurst- und Käseabteilung.«

»Wie meinst du das?«, fragte sie lauernd.

Offenbar nannten sich nicht alle Hirnis selbst Hirnis. Wie kam ich da raus? »Also neulich war hier jemand, der hat mir erzählt, ich meine, die hat mir erzählt, dass wir die Knochis sind und ihr die Hirnis. Ich dachte, das sind so die Begriffe.«

Sie schüttelte den Kopf. »Davon höre ich gerade zum ersten Mal«, sagte sie eine Spur zu spitz.

»Naja, tut mir leid«, sagte ich versöhnlich, »ich habe dich hoffentlich nicht beleidigt.«

Plötzlich lächelte sie wieder. »Ach nein, das ist schon Ordnung«, sagte sie, »dazu bin ich schon zu lange hier.

Willst du wissen, wie die Abteilung wirklich bei uns heißt?« Das wollte ich. »Lala-Farm«, sagte sie.

Auf dem Weg zum Mittagessen schoss mir plötzlich ein Gedanke durch den Kopf: Was, wenn Heinz an unserem Tisch sitzen würde? Der Platz von Klaus, den der Unbekannte verschmäht hatte, war immer noch frei. Oh Gott, je länger ich nachdachte, desto sicherer war ich, dass Heinz bei uns sitzen und ohne Unterbrechung Geschichten erzählen würde. Heinz war ein feiner Kerl, keine Frage, aber für meinen Geschmack redete er deutlich zuviel. Wo sollte ich künftig essen gehen? Ob ich mit Emil einen Handel eingehen könnte: Er gibt mir morgens einen Beutel mit Essen, ich besorge ihm ein schönes Hemd? Wohl kaum, Emil mochte seine Hemden sicherlich, das war halt sein Geschmack. Oder würde ich beim Chinesen die 108 bestellen? In einiger Sorge betrat ich den Speisesaal und war erleichtert, lediglich Ernst und Rüdiger am Tisch zu sehen. Wenn Heinz jetzt noch irgendwo anders säße, bestünde eine gute Chance, die letzten Tage einigermaßen unbeschadet zu überstehen. Ich ließ meinen Blick schweifen, entdeckte Heinz, wie er einen weit entfernten Tisch bei Laune hielt, und Mann, was war ich froh. Ich holte mir am Büfett etwas zu essen und erzählte Ernst und Rüdiger, was für ein wahnsinniges Glück wir hatten. Die beiden waren davon kein bisschen beeindruckt.

»Ist mir egal«, sagte Ernst, den Mund voller Erbsen, »ich reise morgen ab.«

Rüdiger sagte leise: »Ich nehme es mittlerweile, wie es kommt.« Vielleicht übertrieb ich die Heinz-Sache auch etwas, aber nach gefühlten zehn Jahren in einer Reha-Klinik schleichen sich manchmal seltsame Gedanken in den Kopf, und man beginnt, sich über die unsinnigsten Sachen Sorgen zu machen.

Als ich nachmittags die überirdische Route zum Thermalbad nahm, begann es zu schneien. Als Mann von wachem Verstand schloss ich daraus einerseits, dass der Winter nun den Herbst mit einigen Dankesworten verabschiedete und selber das Ruder übernahm, und andererseits, dass ich in meinem immer noch ein wenig wackligen Zustand höllisch aufpassen musste, auf dem leicht schneebedeckten Bürgersteig nicht hinzufallen. Einmal ausgerutscht, und der ganze Ärger ginge womöglich von vorne los. Durch die Kälte und den umliegenden Schnee dampfte das Außenbecken des Thermalbads wie ein Geysir. Es war herrlich, man musste alle ein, zwei Minuten den Kopf unter Wasser halten, weil es sich anfühlte, als bilde sich Eis auf den Haaren. Ich ging hinüber zum Whirlpool, vorsichtig, als liefe ich über einen zugefrorenen See. Man konnte kaum die Hand vor Augen sehen wegen des Dampfs. Nach einer Weile kamen mehr Menschen in den Pool, ich konnte sie nur schemenhaft erkennen, und ich schätze, dass sie mich gar nicht gesehen haben. Es waren zwei Menschen, ein Mann und eine Frau, das schloss ich relativ bald. Ich hatte diesen Schluss auf der Grundlage von Indizien gezogen, die dafür sorgten, dass ich den Pool umgehend verließ und mich vorsichtig, als ginge ich über einen nassen Spiegel, wieder ins Außenbecken begab. Kann sein, dass die beiden nur ein bisschen geplantscht haben und dass es sich bei dem leisen, rhythmischen Stöhnen um das Gurren einer Taube handelte, die damit ihren Unmut über den plötzlichen Kälteeinbruch äußerte. So oder so, dachte ich: Viel Spaß, meine Taube, ich ziehe meiner Wege.

Nach dem Abendessen überholte ich eine Gehwagenprozession in der Lobby mit einer eleganten Seitwärtsdrehung, an deren Ende ich fühlte, dass sich etwas in meinem

Körper verschoben hatte und ein stechender Schmerz mein Bein hinabjagte. Ich ging noch einige Schritte weiter, bis ich mich nicht mehr in unmittelbarer Nähe des Verkehrs bewegte, und blieb stehen. Vermutlich war ich blass wie der Schnee, der jetzt draußen die Erde in immer dickeren Schichten bedeckte. Ich hatte eine Scheißangst, durch diesen verdammten Seitschritt irgendetwas kaputt und meinen gesamten Aufenthalt hier zunichtegemacht zu haben. Ich starrte auf mein Bein, als könnte ich mittels Starren herausfinden, ob es weiterhin schmerzen würde. Ich tat das, was man Hineinhorchen in den Körper nennt, ich horchte so angestrengt wie der Lauscher in einem U-Boot auf das Schraubengeräusch eines Zerstörers an der Oberfläche. Andere Patienten schoben ihre Gehwagen an mir vorbei, manche schlenderten zur Raucherecke, niemand beachtete mich. Wie allein man doch am Ende ist, dachte ich. Der erste stechende Schmerz verklang, und es schien nichts nachzukommen. Beunruhigt ging ich vorsichtig in mein Zimmer, als balancierte ich auf einem frisch geschärften Rasiermesser. Ich legte mich angezogen aufs Bett und horchte weiter, aber es gab nichts Neues zu vermelden, außer dass Heinz nebenan eine halbe Stunde lang so laut telefonierte, dass ich jedes Wort verstehen konnte. Der Fünfer-Tisch hätte gesagt: Wozu braucht er ein Telefon, wenn er so schreit? Da hören sie ihn auch ohne in Dortmund.

2 Am nächsten Morgen machte Ernst seine Ankündigung wahr und reiste ab. Er fuhr dazu seinen kreuzfahrtschiffgroßen Chrysler so vor die Eingangstür, dass zumindest niemand mit Rollstuhl mehr vorbeikommen würde. Dann belud er den Wagen in großer Ruhe mit Gepäck, er

hatte nicht so viel dabei wie Chef, aber doch so viel, dass meine Ausstattung wirkte, als wäre ich zu einem zweitägigen Zelturlaub im eigenen Garten aufgebrochen. Die Anfeindungen eines Rollstuhlfahrers ertrug Ernst stoisch, vermutlich weil er wusste, dass er körperlich in der besseren Situation war. Er beachtete ihn einfach nicht. Rüdiger und ich verabschiedeten ihn, es gab nicht viel zu reden. Ernst hatte sich einen großen Packen Käsebrote für die Fahrt geschmiert, was mich ein wenig wunderte, da er doch hier aus der Gegend kam. Hatte er noch was vor? Dann ließ er den Chrysler an und verschwand; wieder jemand, mit dem ich durch Zufall viel Zeit verbracht hatte und den ich nie wieder sehen würde, dachte ich. Ich rauchte keine Ernst-Gedenkzigarette, obwohl ich ihn ganz gern gemocht hatte, sondern ging mit Rüdiger noch mal in den Speisesaal, um eine Tasse Kaffee zu trinken.

»Wir gehören jetzt zu den Dienstältesten«, sagte ich grinsend.

»Ach was«, sagte Rüdiger, »gegen mich bist du hier immer noch Leichtmatrose. Ich bin ja nicht zum ersten Mal hier.« Er sagte es eigentümlich gut gelaunt, und so antwortete ich einfach: »Aye, aye, Käpt'n.«

Als ich später am Vormittag einen prüfenden Blick auf den Balkon warf, sah ich, dass die Taue abgehängt waren, die den Bereich des jeweiligen Zimmers markierten. Ich trat hinaus und entdeckte sie auf Heinz' Balkon. Ich ging hinüber, hob sie auf und hängte sie wieder an den dafür vorgesehenen Haken auf. Während ich das tat, öffnete sich Heinz' Balkontür. »Was machst du da«, rief er, »hab ich doch abgehängt. Brauchen wir nicht hier oben, so'n Quatsch. Ist doch viel besser, wenn wir alle einen großen Balkon zusammen haben, wir hier im fünften Stock. Findste nicht auch? Komm, ich häng die wieder ab.« Mit diesen Worten hängte Heinz die Taue wieder ab und legte sie auf seinen Teil des Balkons. Mir war es im Grunde egal, und wenn es ihm Freude bereitete, sollte es mir recht sein. »Jetzt musste aber mal gucken«, rief Heinz, »hier den Decoder, komm rein.«

Na gut, dachte ich, und schaute mir Heinz' Decoder an. Vor allem aber sah ich, dass das Zimmer dringend einen Anstrich brauchte. Im Sommer hatte offenbar ein Patient das Große Massaker von Bad Aibenhausen an der einheimischen Mückenpopulation angerichtet, die Wände waren das Schlachtfeld gewesen.

Ich hatte Verständnis für den Killer. Mit Anfang 20 war ich mit meinem Kumpel Alex Eckstein in Ägypten, wir wohnten gerade in Luxor, als die Mücken beschlossen, uns anzugreifen. Sie hatten durch die Klimaanlage einen Weg in unser Zimmer gefunden, und ich tötete mit meinem Reiseführer so viele ich konnte. Eckstein tötete keine einzige. Er hing einer indianischen Lehre an und erklärte mir: »Wenn du das Tier respektierst, respektiert es auch dich.«

»Eckstein, das ist hirnverbrannter Quatsch«, sagte ich, »hilf mir jetzt, du kannst sie ja mit Respekt platthauen.« Eckstein half mir nicht, und irgendwann, nach einer guten Weile, musste ich ins Bett gehen, ich war müde.

Ich versteckte mich unter der Decke, weil ich ahnte – um es mit Eckstein zu sagen –, dass die Freunde und Familien der von mir getöteten Mücken nicht gut auf mich zu sprechen sein würden. Leider muss meine Stirn im Lauf der Nacht unter der Decke hervorgeschaut haben. Ich hatte unzählbar viele Stiche, alle nur auf der Stirn, es sah grotesk aus, ich fühlte mich wie der Elefantenmensch. Ich schmierte mir eine Tube Fenistil auf die Stirn, und dann mussten wir uns schleunigst vom Acker machen (mit Anfang 20 redet man noch so), da die Wände aussahen wie ein Gemälde von Jackson Pollock. Ich würde es nennen: »Ekstase in Weiß« (unbefleckte Wand), Rot (Blut) und Schwarz (tote Mücken). Da mir als Künstler nicht der gleiche Ruf vorauseilte wie Herrn Pollock, hätten die Hotelbetreiber unter Umständen verlangt, dass die Wand auf unsere Kosten wieder eine Ekstase allein in Weiß würde. Wir nahmen also den nächsten Bus nach Assuan, früh um sieben. Eckstein hatte natürlich keinen einzigen Stich, und bis heute weigere ich mich, auch nur im Entferntesten in Betracht zu ziehen, dass das irgendwas mit seinem Indianerkram zu tun hatte.

»Siehste hier den Decoder«, sagte Heinz, »nur läuft das alles noch nicht. Bin noch nicht dazu gekommen, mir ein paar Scart-Kabel zu besorgen. Ich glaube, ich muss das hier irgendwo anschließen, zu Hause hängt der ja an unserem großen Fernseher, da ist das ganz einfach, in null Komma nix war der dran, hat meine Frau gemacht. Wer spielt eigentlich am Samstag?«

Ich sah mir den Fernseher und den Decoder genauer an. An dem Decoder hing ein Scart-Kabel, das ich in den Fernseher steckte. Dann steckte ich die Stromkabel von Fernseher und Decoder in die Mehrfachsteckdose, die auf dem Tisch lag, schließlich steckte ich deren Kabel in eine Steckdose an der Wand. »Versuch es jetzt mal«, sagte ich. Alles funktionierte.

Es verbietet sich normalerweise, Geschichten zu erzählen, in denen man so gut wegkommt. Aber es hat sich genau so abgespielt, ich habe einfach alles zusammengesteckt, und Heinz war für eine kurze Weile der glücklichste Mann der Klinik, vermutlich sogar nördlich von Dortmund. »Völliger Wahnsinn«, sagte er immer wieder, »wie haste das bloß gemacht«, und obwohl ich ihm einige

Male versicherte, so gut wie nichts getan zu haben, hielt er mich für ein technisches Genie. »Jetzt kommste aber morgen vorbei zur Bundesliga«, beschied er.

»Mal sehen«, sagte ich, »ich bekomme vermutlich Besuch.«

»Ooouhh, Besuch«, sagte Heinz, als hätte ich gesagt, ich bekäme vermutlich nässenden Ausschlag, »na, dann sehen wir mal.«

Fast hätte ich den Arztvortrag verpasst, aber ich erinnerte mich gerade noch rechtzeitig an das wunderbare Plakat, das ich damals, vor einigen Jahren, wie mir schien, entdeckt hatte: ARZTVORTRAG. Ich rechnete ehrlich gesagt damit, allein mit dem Arzt im Raum zu sein, aber als ich ankam, fand ich nur noch einen Platz hinter einer Säule. 60 Menschen hatten sich in einen Raum gepfercht, der mit 40 auch schon gut gefüllt gewesen wäre. Kurz dachte ich, das tue ich mir jetzt nicht an, da spazierte bereits Dr. Simon herein. Er trug eine Hose mit großen Taschen an den Seiten, die offenbar alle vollgestopft waren. Seine ersten Worte lauteten: »Ist das eine Luft hier drinnen. Eines versichere ich ihnen: Eher erleiden Sie einen Kollaps wegen der Luft hier, als dass Sie sich langweilen.« Dann riss er die Fenster auf. Dr. Simon war ein kleiner Mann mit Knopfaugen, der unwahrscheinlich gute Laune verströmte. »Ist jemand hier nicht Patient in der Klinik?«, fragte er, und als niemand die Hand hob, sagte er: »Es ist immer wieder schade, dass nie jemand aus dem Ort kommt. Die verpassen was.« Daraus schloss ich, dass die hervorragenden Plakate in ganz Bad Aibenhausen aufgehängt worden waren, eine wunderbare Vorstellung. Dr. Simon war ein erfahrener Arzt, er wusste, warum die meisten Leute hier waren. »Wir machen es so«, sagte er, »ich halte erst einmal den Vortrag, und Sie dürfen mich jederzeit unterbrechen, aber nur mit Fragen zum Vortrag. Danach können wir eine allgemeine Fragestunde machen, in der jeder fragen kann, was er auf dem Herzen hat. Und am Ende können alle noch zu mir nach vorne kommen, die irgendwelche besonderen Beschwerden haben.« Jetzt kapierte ich es: Die Menschen nahmen den Vortrag in Kauf, weil sie anschließend über ihre eigenen Gebrechen sprechen konnten. »Es ist ein interessantes Phänomen«, plauderte Dr. Simon gut gelaunt. »Niemand will zum Arzt gehen, aber alle wollen zum Arzt gehen. Nämlich dann, wenn sie nicht in einer Praxis sitzen müssen und sich eine gewissermaßen private Meinung anhören können. Aber das macht mir nichts aus, Sie dürfen mich alles fragen, und ich verspreche Ihnen, ich bleibe, solange Sie wollen.« Alle Zuhörer bekamen einen leichten Glanz in den Augen, alle hier kannten viele Ärzte, und ihre Gesichter sagten: Könnten nicht alle Ärzte so sein? Und ich gestehe: Mein Gesicht sagte das auch, ich war regelrecht gerührt. Ich konnte sogar mühelos darüber hinwegsehen, dass Dr. Simon eine bunte Fliege zu einem Hemd trug, das er in dem Laden gekauft haben musste, in dem Emil sich einkleidete.

In der Folge hielt er einen schmissigen Vortrag über die Geschichte des Thermalbads, wechselte dann unverhofft das Thema und sagte: »So, nun bin ich der Lehrer, und Sie sind die Klasse. Welches Hormon produziert die Schilddrüse?« Ich habe ja erwähnt, dass ich meinen Zivildienst und einige Zeit danach als Rettungssanitäter verbracht habe, daher wusste ich es, und man kann sich die Antwort ganz gut merken, wenn man sie einmal gehört hat. Aber es erschien mir unmöglich, mich nun wie in der Schule zu melden. Also schwieg ich. Die größtenteils älteren Leute um mich herum fingen an, auf den Stühlen herumzurutschen, zu gern hätten sie dem netten Dr. Simon die Lösung präsentiert, auf dass er vielleicht später ein wenig genauer auf ihr spezielles Problem eingehen würde. »Das kann doch nicht sein«, sagte Dr. Simon fröhlich, »das wissen Sie, denken Sie nach, kommen Sie, lassen Sie mich nicht hängen.« So ging es zwei (gefühlte 20) Minuten lang, schließlich verlor ich die Nerven und sagte laut: »Das Schilddrüsen-Hormon.«

So ist es nun einmal, die Schilddrüse produziert das Schilddrüsen-Hormon. Ich bemerkte die feindlichen Blicke der anderen. So ein Junger, dachten sie, kann der nicht sein verdammtes Maul halten, na gut, wir werden ihm nachher einen Gehwagen zu fressen geben.

»Von wo kam das?«, fragte Dr. Simon hocherfreut.

»Von hier«, sagte ich kleinlaut hinter der Säule.

»Ah, der Herr hinter der Säule, aus der Säulenhalle gewissermaßen, exzellent«, sagte er, »genau richtig.«

Dr. Simon meinte das freundlich, aber ich spürte, wie die Gedanken der anderen eine neue Qualität gewannen: Gut, er hat es sich selbst ausgesucht; geben wir ihm nachher eben einen Gehwagen, ein Paar Krücken UND ein eingeschaltetes Tens-Gerät zu fressen. Ich habe mir schon in vielen Momenten meines Lebens gewünscht, meinen Mund gehalten zu haben, aber selten so sehr wie in diesem. Dann fiel mir ein, warum ich hier überhaupt nichts zu befürchten hatte. Nach Dr. Simons Vortrag würden alle nach vorne stürmen, um ihm von ihren speziellen Leiden zu erzählen. Ich würde seelenruhig hinten zur Tür hinausspazieren. Genauso kam es, gemächlichen Schrittes kehrte ich in mein Zimmer zurück, wo ich vom Vortrag erbaut noch lange wachlag und Heinz' Fernseher lauschte.

3 Die Ankündigung, dass ich vielleicht Besuch bekäme, schien Heinz wirklich beunruhigt zu haben, er ließ mich das ganze Wochenende über in Ruhe. Am Sonntag war es allmählich windig geworden, und als ich am Montag auf den Balkon trat, sah ich, dass der Wind sämtliche Stühle auf Heinz' Abschnitt geschoben hatte; es fehlten ja die Taue, die sie hätten aufhalten können. Heinz bemerkte das im gleichen Moment wie ich, er riss seine Balkontür auf und rief: »Was soll das denn, mir hier alle Stühle hinzustellen? Das muss doch nicht sein.« Ich deutete auf die Landschaft, in der sich die kleinen Baumgruppen wiegten wie Tänzer und selbst das kurzgeschnittene Gras in Bewegung war.

»Was ist da? Schlechtes Wetter ist da, sonst nix. Was soll das jetzt mit den Stühlen?«, rief Heinz.

»Es ist ziemlich windig«, sagte ich.

»Ja und?«, rief Heinz.

»Der Wind bewegt Sachen«, versuchte ich es. Heinz verschwand in seinem Zimmer.

Als er wieder auf den Balkon gerannt kam, hielt er den Wetterbericht der Zeitung in der Hand. »Hier, kannste mal sehen«, sagte er eifrig, »bleibt auch noch so. Ist nix besonderes, wenn es hier mal ein bisschen windig ist.«

Ich nickte. Schließlich sagte ich: »Es war der Wind, der die Stühle verschoben hat.«

Heinz sah mich unverwandt an. Dann sagte er: »Also, auf die Nummer fall ich jetzt wirklich nicht rein« und verschwand in seinem Zimmer.

Hm, dachte ich, vielleicht war's ja auch Bernie, dem das Tens-Gerät windige Gedanken in den Kopf gesurrt hatte. Ich stellte die Stühle zurück an ihre Plätze, je zwei pro Abschnitt. Die Taue ließ ich bei Heinz liegen, wer weiß, vielleicht hätte er es als Kränkung empfunden, sie wieder eingehängt zu sehen, und ich wollte ihm ja nichts Böses.

An meinem ersten Tag war mir die Reha erschienen wie eine unendlich lange Reise, die vor mir lag, sogar länger als eine Südpolexpedition mit Katzmeier. Alle Gedanken an das Leben danach hatten sich damals erübrigt, kein Mensch braucht so weit in die Zukunft zu blicken. Nun konnte ich das Ende der Reise schon fühlen, wie auf einem Schiff, wenn man nach langer Überfahrt wieder die Möwen sieht. Noch kein Land in Sicht, aber es ist jetzt nah. Hier waren es nicht die Möwen, hier waren es der Antrag aufs Fahrgeld, den ich mir besorgt hatte, und die Abschlussuntersuchung bei Dr. Seltsam, die am nächsten Tag anstand. Am darauffolgenden Morgen würde ich aufbrechen, zurück in die Welt. Beim Mittagessen erzählte ich Rüdiger von meinen Gedanken. »Jaja«, sagte er, »am Ende werden hier alle melancholisch.«

Im Speisesaal saßen nun, soweit ich das überblicken konnte, nicht mehr viele, die auch am Tag meiner Ankunft schon hier gesessen hatten. Einer noch am Fünfer-Tisch, der etwas leiser geworden war, zwei Leute aus der Chef-Gruppe, Adnan, der regelmäßig den Tisch wechselte, warum auch immer; er würde am gleichen Tag abreisen wie ich. Und natürlich Rüdiger, der für mich so etwas wie der ewige Rüdiger geworden war.

»Meine Zeit ist noch mal verlängert worden«, erzählte er ruhig, »sie glauben, dass man doch wieder Bewegung in den Arm kriegt.«

»Ist doch prima«, sagte ich aufmunternd, obwohl ich wusste, dass er nach Hause zu seiner Frau wollte, und Rüdiger nickte. »Ja, ist es wohl. Wir können ja heute Abend noch mal auf meinem Balkon sitzen.« Ich schlug vor, dass wir ausnahmsweise auf meinem Balkon sitzen könnten, und Rüdiger sagte: »Wenn da Rotwein erlaubt ist.«

»Ist er«, versicherte ich.

Ich begann, viele Dinge zum letzten Mal zu tun. Das letzte Mal Bewegungsbad, in dem ich angelegentlich mit einem Stock das warme Wasser umrührte und die älteren Damen im Auge behielt. Ich hielt mich ganz links, wo das Becken, wie ich herausgefunden hatte, etwas tiefer war und sie nicht stehen konnten. Das letzte Mal Wirbelsäulengymnastik, mit Murat, der mittlerweile regelmäßig mitmachte, und mit dem leise surrenden Bernie. Das letzte Mal individuelle Krankengymnastik, wo man liebevoll nicht nur meine Körperhaltung, sondern auch meine Sprache verbesserte (»Was ist denn das da vorne an Ihren Turnschuhen?« »Das ist der getrocknete Hammer-Kleber, mit dem ich die Sohle wieder angeklebt habe.« »Wieso Hammer-Kleber? Sie haben doch keinen Hammer geklebt, sondern Schuhe, oder?«). Das letzte Mal Muskelrelaxation, wo ich so kurz vor dem Ende der Reise meine Beine besonders aufmerksam bewachte. Das letzte Mal auf dem Balkon sitzen mit Rüdiger, wenn auch das erste Mal auf meinem Balkon und das erste Mal in Winterjacken.

Wir rauchten die eine oder andere Zigarette, ich trank einen winzigen Schluck Rotwein, er erzählte, wie er seine Frau kennengelernt hatte, ich erzählte, wie ich meine Frau kennengelernt hatte. Und trotzdem war mir klar – und ihm auch, glaube ich –, dass wir einander nie wiedersehen würden. Hier drinnen waren wir Verbündete, draußen würde jeder seiner Wege gehen. Kann sein, dass ich mich täusche und der Chef-Tisch alle zwei Monate ein großes Fango-Treffen abhält, bei dem Chef neue und gute Ratschläge gibt (»Gerader Rücken schützt vor Krücken, Kollega«), aber ich glaube es nicht.

Die Abschlussuntersuchung bei Dr. Seltsam verlief insofern enttäuschend, als er nicht ein einziges Mal fluchte. Er war aufgeräumter Stimmung und bog meine Beine in mir unbekannte Höhen.

»Das sieht doch prima aus«, sagte er zufrieden, »das haben wir wirklich gut wieder hingekriegt.«

Er klopfte mit einem Hämmerchen ein wenig auf meine Beine (kein bestimmter Rhythmus), dann ritzte er mit einem Gerät an ihnen herum, mit dem meine Mutter früher Plätzchen aus dem Teig geschnitten hatte.

»Spüren Sie das?«

»Mehr als deutlich«, sagte ich.

Abschließend drückte er an meiner Lendenwirbelsäule herum, und als ich mich dann vorbeugen sollte, hielt ich ihn sicherheitshalber genauestens im Auge, was aber nur daran lag, dass ich zu viele amerikanische Knast-Filme gesehen hatte.

Schließlich nahm ich noch kurz Platz, und wir plauderten entspannt darüber, wie gut es mir ging und was ich nun alles tun würde, um dafür zu sorgen, dass das so blieb.

»Sie werden ein neues Leben beginnen müssen«, sagte Dr. Seltsam, »betrachten Sie Ihren Rücken wie eine chronische Krankheit, gegen die Sie lebenslang etwas tun müssen.«

Das Wort »chronisch« ist nicht besonders hübsch, da es meist in Kombinationen wie »chronisch pleite« oder »chronisch schlecht gelaunt« auftaucht. Im Zusammenhang mit dem Wort »Krankheit« entfaltet es jedoch eine nahezu einzigartige Hässlichkeit, die allenfalls noch von den Kombinationen »tödliche Krankheit«, »nässender Ausschlag« und »frischer Rahmporee« erreicht wird. Aber er hatte ja Recht, der gute Dr. Seltsam; ich würde mein Leben lang auf meinen Rücken achten müssen. Feierlich gelobte ich, es zu tun, und bedankte mich höflich.

»Es wäre ganz gut, wenn Sie sich auch für zuhause ein Keilkissen besorgen würden«, gab mir Dr. Seltsam noch mit auf den Weg.

Lieber hätte ich ihn sagen hören: »Besorgen Sie sich so ein verdammtes Scheiß-Keilkissen, und wenn nicht, geht's mir auch am Arsch vorbei, und zwar meilenweit.« Aber er blieb diesmal bis zum Ende er selbst beziehungsweise derselbe. Gut gefiel mir immerhin, dass er gesagt hatte »auch für zuhause«, als hätte ich in dieser Klinik auch nur eine Sekunde auf einem Keilkissen zugebracht. »Das mache ich«, log ich, »und noch mal danke für alles.«

Am Nachmittag schwamm ich ein letztes Mal ein wenig im Thermalbad herum, ich achtete darauf, dass ich den Whirlpool allein benutzte, und trieb dann lange durch den Strömungskanal, sorglos wie ein Stück Holz. Den Abend verbrachte ich damit, über meinen Aufenthalt, über meine Reise, wie ich sie nannte, nachzudenken. Es war, als wäre ich zu Besuch in einem mir unbekannten Land gewesen, und mir hatte mein Besuch nicht nur gefallen, weil es mir nun deutlich besser ging. Wie könnte man einen Ort nicht mögen, an dem fast alle Tische und Stühle mit kleinen Halterungen versehen waren, in die man passgenau die Krücken klemmen konnte? Einen Ort, an dem sich alle Türen automatisch öffneten und auch wieder schlossen? Einen Ort, an dem Dr. Seltsam fluchte, Chef Ratschläge erteilte, Murat genas, Bernie leise surrte, Ernst aß, Rüdiger seinen Arm herausholte, eine Fregatte furzte, Heinz rannte, die Knochis von den Hirnis überwacht wurden (ob sie nicht doch manchmal einen rüber auf die Lala-Farm zerrten, von dem man dann nie wieder etwas hörte?), einen Ort, an dem Emil einen Fremdkoch einstellen musste, aber dennoch in Sachen Mode täglich neue Standards setzte, einen

Ort, an dem das Rauchen weder auf den Balkonen noch vor der Tür gestattet war (da schon gar nicht), und das alles, damit wir wieder gesund werden, um uns draußen in der Welt behaupten zu können – wie sollte man so einen Ort nicht mögen?

Dennoch war es an der Zeit, diesen Ort zu verlassen. Am nächsten Morgen belud ich meinen Wagen, den ich im Halteverbot vor der Klinik geparkt hatte, ich kassierte das Fahrgeld, ich verabschiedete mich von Rüdiger, ich ließ keinen Platz für Melancholie. Es hatte wieder angefangen zu schneien. Und dann fuhr ich einfach los; ich hatte nicht die Absicht, jemals wiederzukommen.

Epilog

Ich fuhr über kleine, kurvige Straßen, auf denen man jedes andere Auto grüßen will, weil so selten eins kommt, dann über Landstraßen, schließlich eine lange Weile über die Autobahn bis in die entfernte Stadt. In der Stadt begann ich mit IRENA, der Intensiven Reha-Nachsorge. Die Eingangsuntersuchung nahm ein Arzt vor, der so alt war, dass er sein Studium zur gleichen Zeit wie Paracelsus beendet haben musste. »Oh«, sagte er, »da ist aber noch viel zu tun.«

Eine Woche nachdem ich die Medikamente abgesetzt hatte (»Medikamente ausschleichen«, sagen die Ärzte), kamen die Schmerzen allmählich zurück, leise erst, wie ein bisschen Wind, der einen Wetterwechsel ankündigt. Ich war bei einem exzellenten Orthopäden in Behandlung, ein exzellenter Neurologe kontrollierte regelmäßig den Zustand des Nervs. Trotzdem ging es stetig abwärts, trotz Akupunktur, Infiltrationen, Krankengymnastik und Training. Es gelang mir (ich war sauber fitgespritzt worden), eine wunderbare Hochzeit zu feiern, der einzige schmerzfreie und rundum glückliche Tag dieser Phase. Schließlich wurde ich von einem dritten exzellenten Arzt operiert, es ging nicht mehr anders.

Ich hatte fünf Tage zuvor vor Schmerzen nassgeschwitzt in meinem Wohnzimmer gestanden und mich am Tisch festgehalten, unfähig, mich zu bewegen. Mein Handy lag zwei Meter entfernt, aber ich konnte es nicht erreichen. Der Schweiß tropfte von meinem Körper auf den Tisch und den Boden wie aus einem Leck; nach einer Weile gelang es mir, den linken Arm zu heben. Das war gut, denn nun konnte ich mir auf die Stirn schlagen, immer wieder, eine Stunde lang machte ich das so, um den Körper abzulenken vom Rücken. Ich war allein in der Wohnung, weil sich meine Frau gerade mal wieder im Ausland herumtrieb. Die einzige Chance, hier jetzt rauszukommen, ist bewusstlos umzufallen, dachte ich. Dann ließ der Schmerz allmählich nach, er wurde erträglich. Vorsichtig ging ich die drei Schritte zum Korb mit all den Medikamenten, die sich mittlerweile angesammelt hatten, und ich nahm reichlich davon. Danach fiel ich in einen mehrstündigen Schlaf. Als ich aufwachte, rief ich meinen Trauzeugen an, der sich umgehend ins Auto setzte und 600 Kilometer weit fuhr, um auf mich aufzupassen. Mir ging es so weit besser, dass wir Kniffel spielen konnten, und es ärgert mich bis heute, dass ich in der Gesamtabrechnung dieser Tage verloren habe. Ich hatte bis dahin die Ansicht vertreten, ein bisschen besser zu kniffeln als mein Trauzeuge, gerade, was die Taktik angeht.

Nach der Operation (ich sage mittlerweile Operation und betrachte Leute, die OP sagen, wie Halma-Spieler im Schachklub, denn das Wort Operation hat einfach mehr Würde) habe ich tatsächlich mein Leben geändert: Ich gehe regelmäßig zum Rückentraining, und der wirklich exzellente Orthopäde sagt, wenn ich das durchhalte (wovon ich ausgehe), habe ich mit Mitte 40 einen stärkeren Rücken als untrainierte Menschen ohne Bandscheibenvorfälle. Dass mir wenige Wochen nach meiner Operation unverhofft Frank Katzmeier über den Weg lief, betrachte ich als gutes Omen.

Anmerkung des Autors

Ich habe ganz schön herumgefuhrwerkt im Leben meiner Mitpatienten und aller anderen, die in diesem Buch auftauchen. Um ihre Privatsphäre zu schützen, habe ich alle Namen geändert, und aus dem gleichen Grund habe ich auch an dem einen oder anderen Detail herumgedoktert, wenn ich das so sagen darf. Alles, was in diesem Buch steht, stellt allein meine Sicht auf die Dinge dar, und dennoch kann ich sagen: So ist es gewesen. Manche Namen habe ich so oft geändert, dass es sein kann, dass ich am Ende – ohne es zu wollen – wieder den wirklichen Namen erwischt habe. Sollten Sie also heißen wie eine Person in dem Buch und glauben, Sie seien gemeint, so sei Ihnen versichert, dass Sie nicht gemeint sind und es nicht Ihr Name ist, der hier steht, sondern einer, den ich mir mit großer Mühe ausgedacht habe.

Einen Ort namens Bad Aibenhausen werden Sie im Atlas vergeblich suchen, ebenso werden Sie nirgends eine Aibfeld-Klinik finden. Aber einen Ort, wie ich ihn hier beschrieben habe, den finden Sie – dessen bin ich mir sehr, sehr sicher – nicht nur dort, wo ich ihn gefunden habe, sondern dutzendfach im ganzen Land.

Ich bin einigen Menschen zu tiefem Dank verpflichtet: Eduard Augustin, Jens-Ole Gerecke, Gunther Karlbauer, Philipp von Keisenberg, Alexander Kirgis, Christoph Magura, Ludger Schulze, Alexandre Wenzel, Katharina Ziegler. Ihnen ist dieses Buch gewidmet.

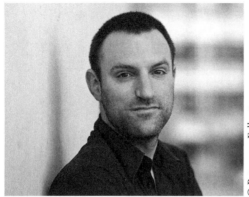

Christian Zaschke, geboren 1971 in Düsseldorf,
arbeitet als Sportreporter bei der Süddeutschen Zeitung.
Er studierte diverse Geisteswissenschaften in Kiel,
Edinburgh und Belfast. Zaschke ist Co-Autor der beiden
Spiegel-Bestseller »Fußball unser« und »Ein Mann,
ein Buch«. Er lebt in München.

Originalausgabe

Mixed Sources
Product group from well-managed
forests and other controlled sources

Cert no. GFA-COC-1223
www.fsc.org
© 1996 Forest Stewardship Council

Verlagsgruppe Random House FSC-DEU-0100
Das für dieses Buch verwendete
FSC-zertifizierte Papier *Munken Premium*
liefert Arctic Paper Munkedals AB, Schweden.

1. Auflage
Copyright © 2009 by Wilhelm Goldmann Verlag, München,
in der Verlagsgruppe Random House GmbH
Umschlaggestaltung: Uno Werbeagentur München
Umschlagmotiv: Getty Images/DEA PICTURE LIBRARY
Satz: Uhl + Massopust, Aalen
Druck und Bindung: CPI – Clausen & Bosse, Leck
ISBN 978-3-442-31191-0
Printed in Germany

www.goldmann-verlag.de